これならできる!

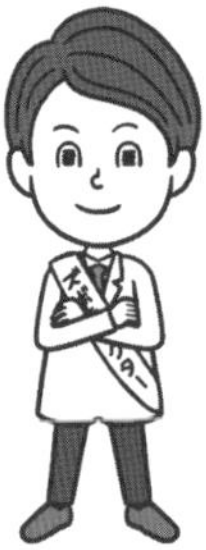

ズボラな人でも血糖値がラクラク下がる!

工藤内科院長 内科医
工藤孝文

永岡書店

ズボラドクターのカルテ　**血糖値上昇編**

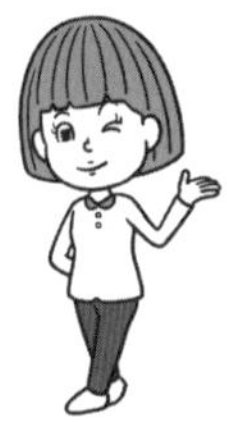

白米とビール大好きな僕が ガマンをせずに改善できると確信した瞬間

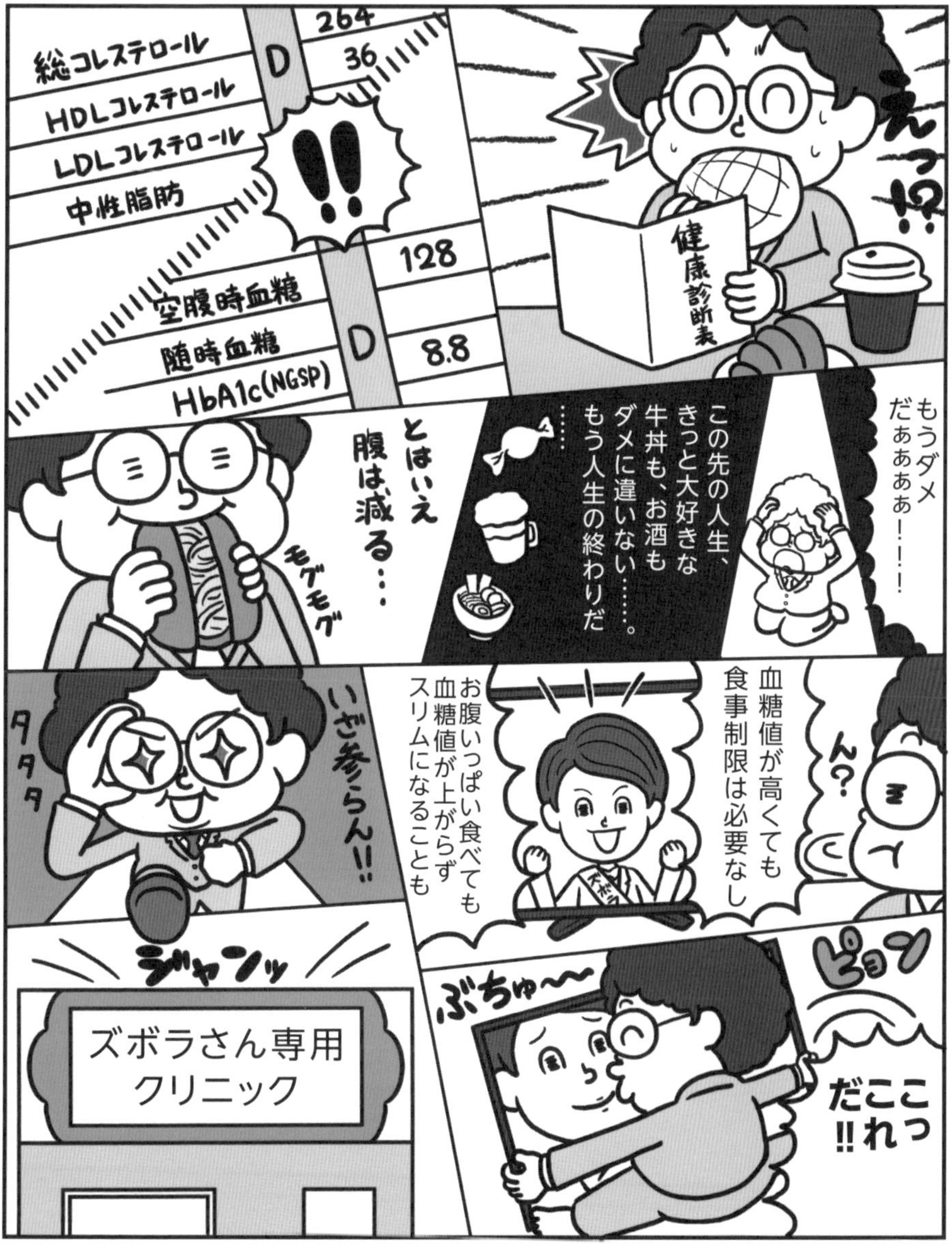

えっ!?
健康診断表
総コレステロール
HDLコレステロール
LDLコレステロール
中性脂肪
D
264
36
!!
128
空腹時血糖
随時血糖
HbA1c(NGSP)
D
8.8
もうダメだぁぁぁ!!!
この先の人生、きっと大好きな牛丼も、お酒もダメに違いない……。もう人生の終わりだ……
とはいえ腹は減る…
モグモグ
ん?
血糖値が高くても食事制限は必要なし
お腹いっぱい食べても血糖値が上がらずスリムになることも
いざ参らん!!
タタタ
ピョン
ぶちゅ〜〜
こっこれだ!!
ジャンッ
ズボラさん専用クリニック

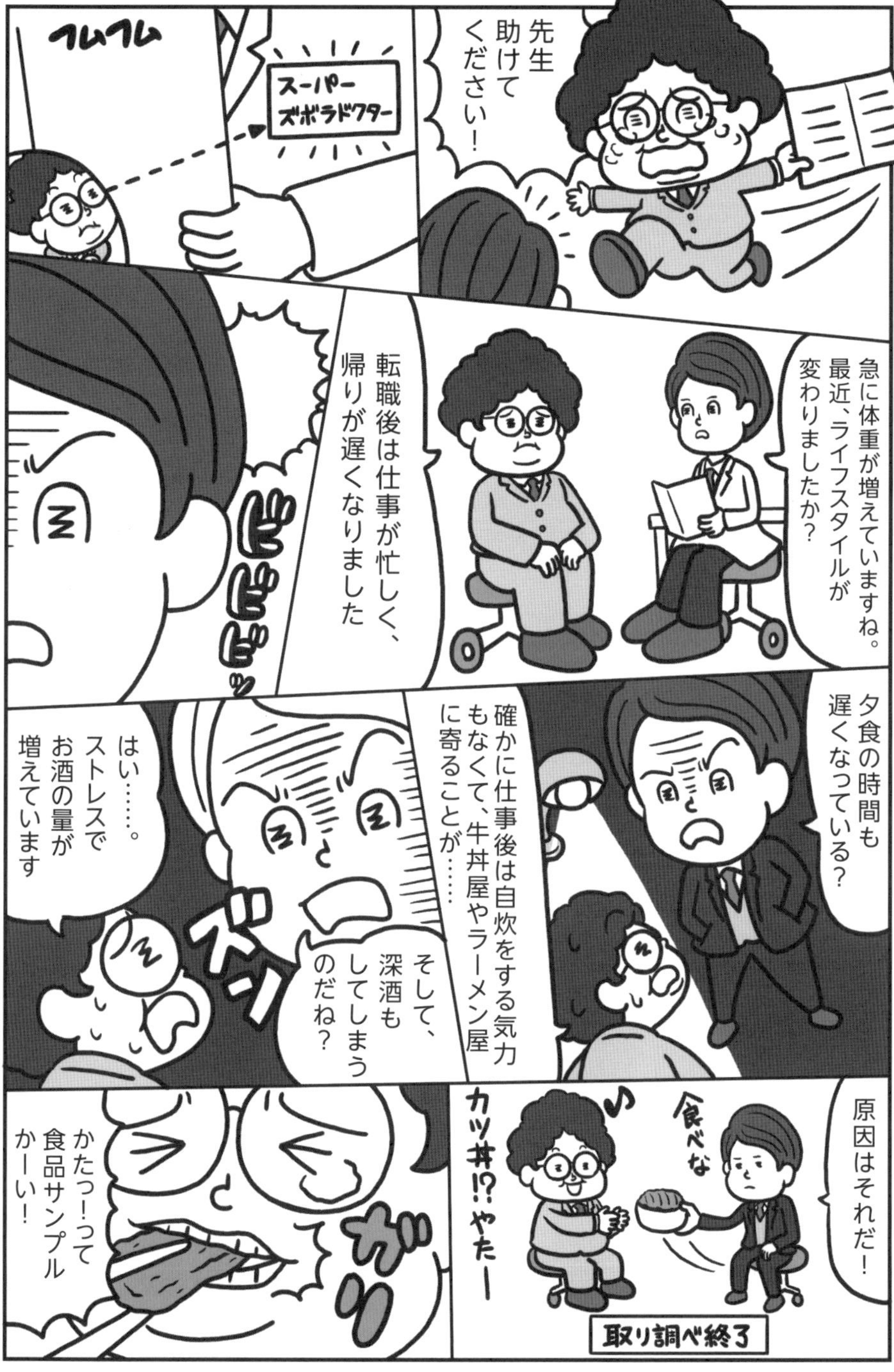
先生
助けて
ください！
フムフム
スーパー
ズボラドクター
急に体重が増えていますね。
最近、ライフスタイルが
変わりましたか？
転職後は仕事が忙しく、
帰りが遅くなりました
ビビビッ
夕食の時間も
遅くなっている？
確かに仕事後は自炊をする気力
もなくて、牛丼屋やラーメン屋
に寄ることが……
そして、
深酒も
してしまう
のだね？
ズバッ
はい……。
ストレスで
お酒の量が
増えています
原因はそれだ！
食べな
カツ丼!?やたー
取り調べ終了
ガッ
かたっ！って
食品サンプル
かーい！

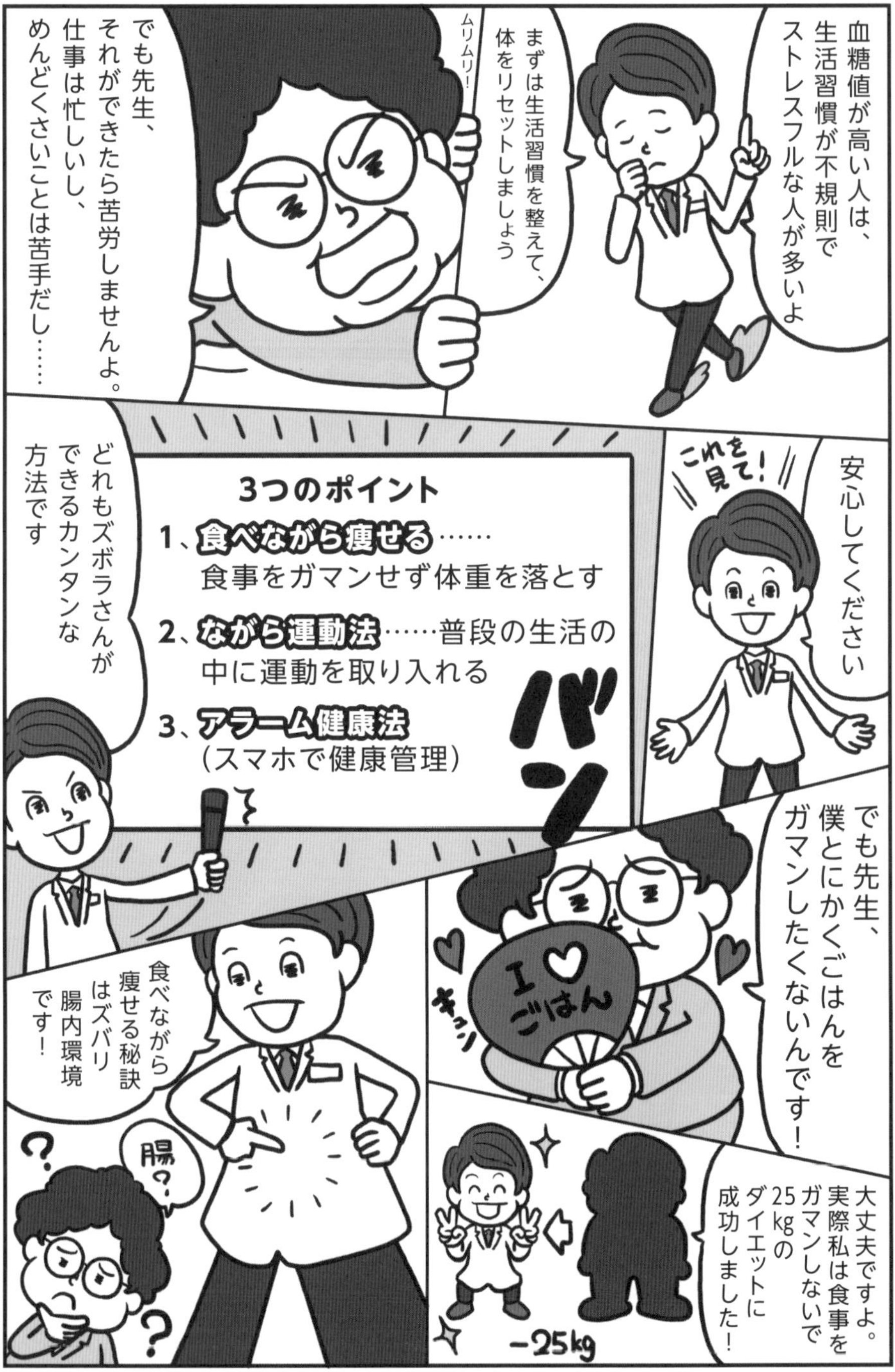
血糖値が高い人は、生活習慣が不規則でストレスフルな人が多いよ
まずは生活習慣を整えて、体をリセットしましょう
ムリムリ！
でも先生、それができたら苦労しませんよ。仕事は忙しいし、めんどくさいことは苦手だし……
安心してください
これを見て！
3つのポイント
1、食べながら痩せる……食事をガマンせず体重を落とす
2、ながら運動法……普段の生活の中に運動を取り入れる
3、アラーム健康法（スマホで健康管理）
バン
どれもズボラさんができるカンタンな方法です
でも先生、僕とにかくごはんをガマンしたくないんです！
I ♡ ごはん
キュン
食べながら痩せる秘訣はズバリ腸内環境です！
腸？
？
？
大丈夫ですよ。実際私は食事をガマンしないで25kgのダイエットに成功しました！
−25kg

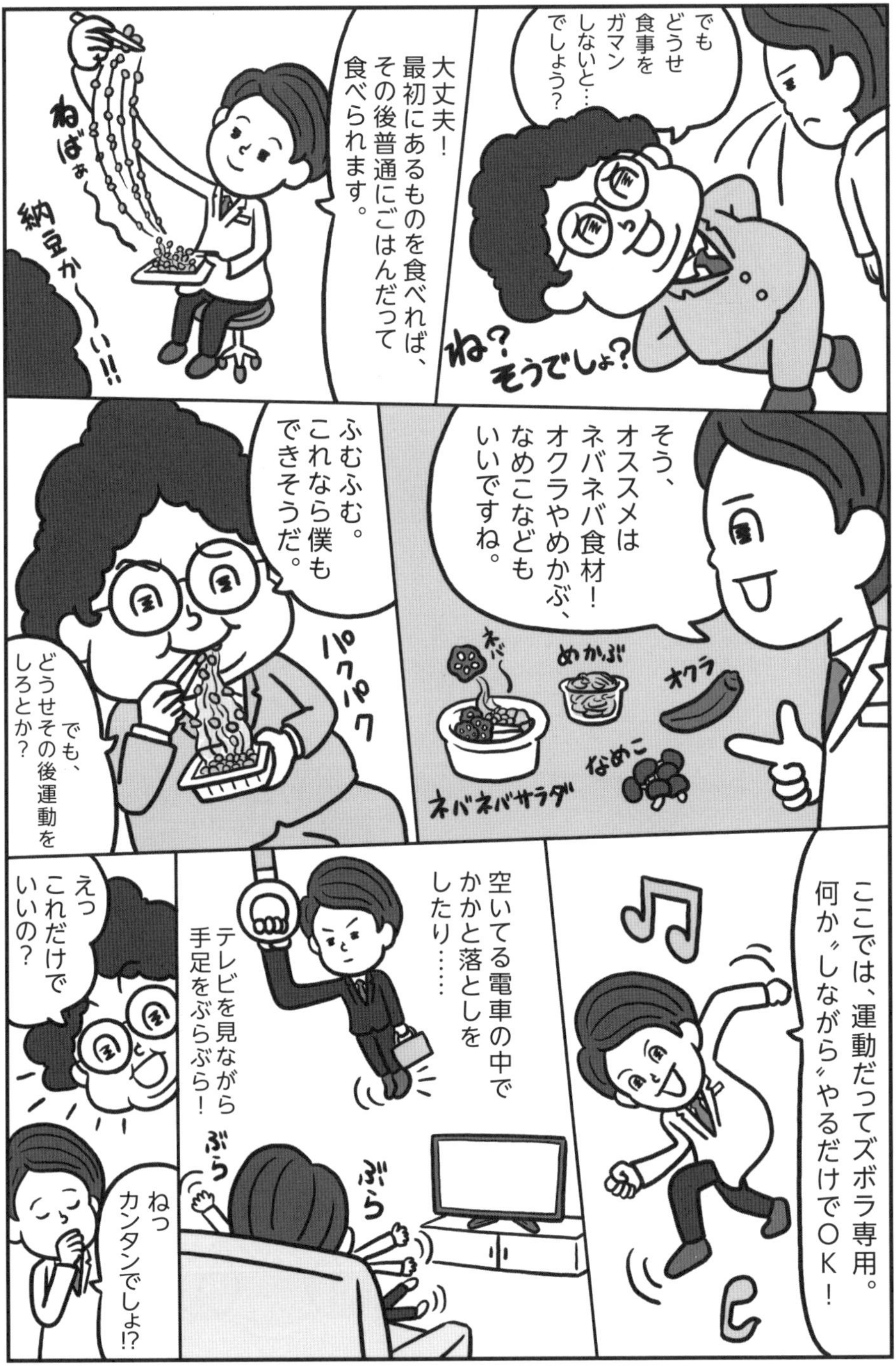
でもどうせ食事をガマンしないと…でしょう?
ね?そうでしょ?
大丈夫!最初にあるものを食べれば、その後普通にごはんだって食べられます。
ねばぁ〜
納豆か〜い!!
そう、オススメはネバネバ食材!オクラやめかぶ、なめこなどもいいですね。
ネバ〜
めかぶ
オクラ
なめこ
ネバネバサラダ
ふむふむ。これなら僕もできそうだ。
パクパク
でも、どうせその後運動をしろとか?
ここでは、運動だって〝しながら〟やるだけでズボラ専用。何か〝しながら〟やるだけでOK!
空いてる電車の中でかかと落としをしたり……
テレビを見ながら手足をぶらぶら!
ぶら
ぶら
えっこれだけでいいの?
ねっカンタンでしょ!?

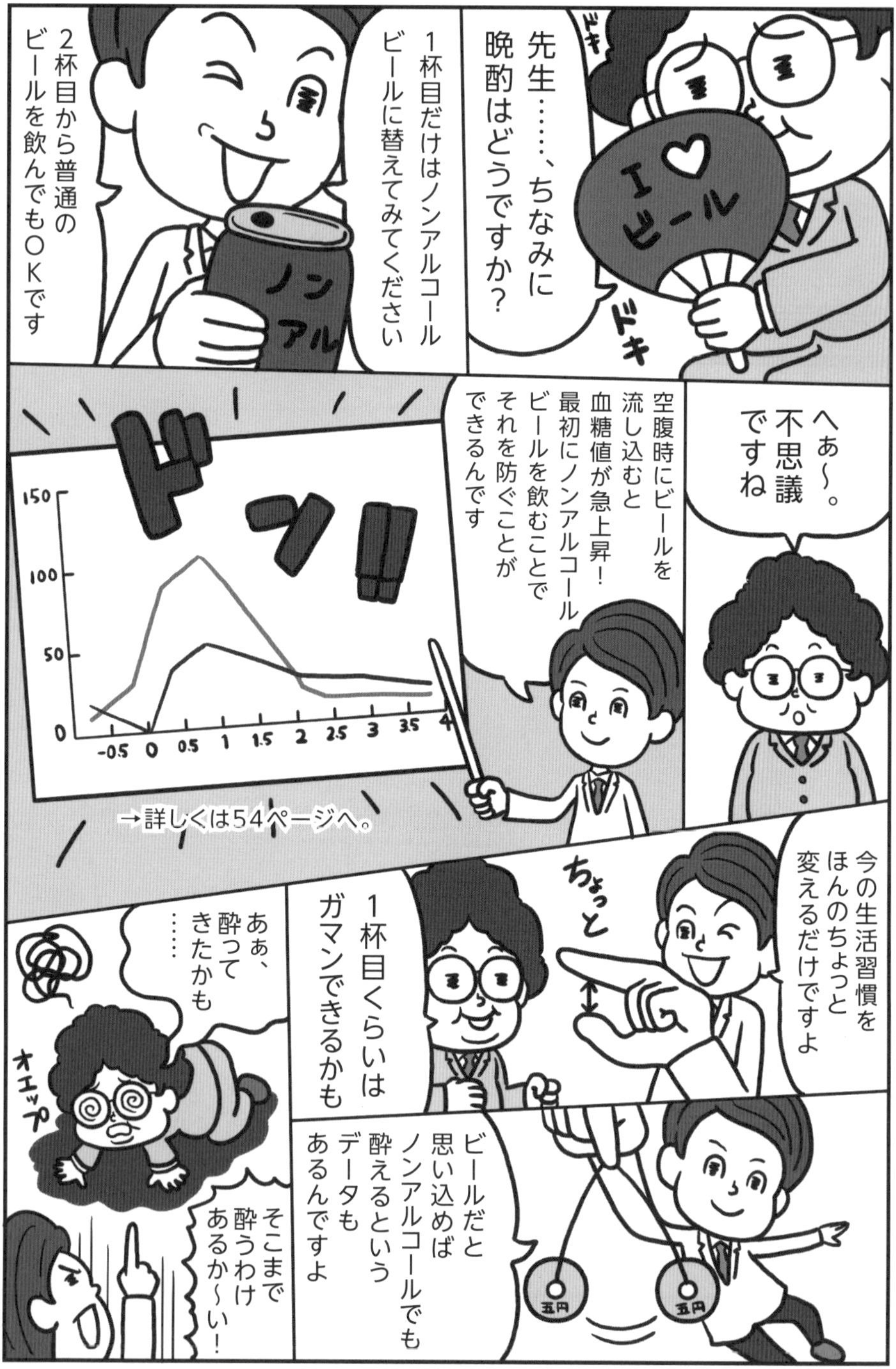
ドキ
先生……、ちなみに晩酌はどうですか?
ドキ
I♡ビール
1杯目だけはノンアルコールビールに替えてみてください
ノンアル
2杯目から普通のビールを飲んでもOKです
へぇ〜。不思議ですね
空腹時にビールを流し込むと血糖値が急上昇! 最初にノンアルコールビールを飲むことでそれを防ぐことができるんです
ドッ!!
150
100
50
0
-0.5 0 0.5 1 1.5 2 2.5 3 3.5 4
→詳しくは54ページへ。
今の生活習慣をほんのちょっと変えるだけですよ
ちょっと
1杯目くらいはガマンできるかも
あぁ、酔ってきたかも……
オエップ
ビールだと思い込めばノンアルコールでも酔えるというデータもあるんですよ
五円
五円
そこまで酔うわけあるか〜い!

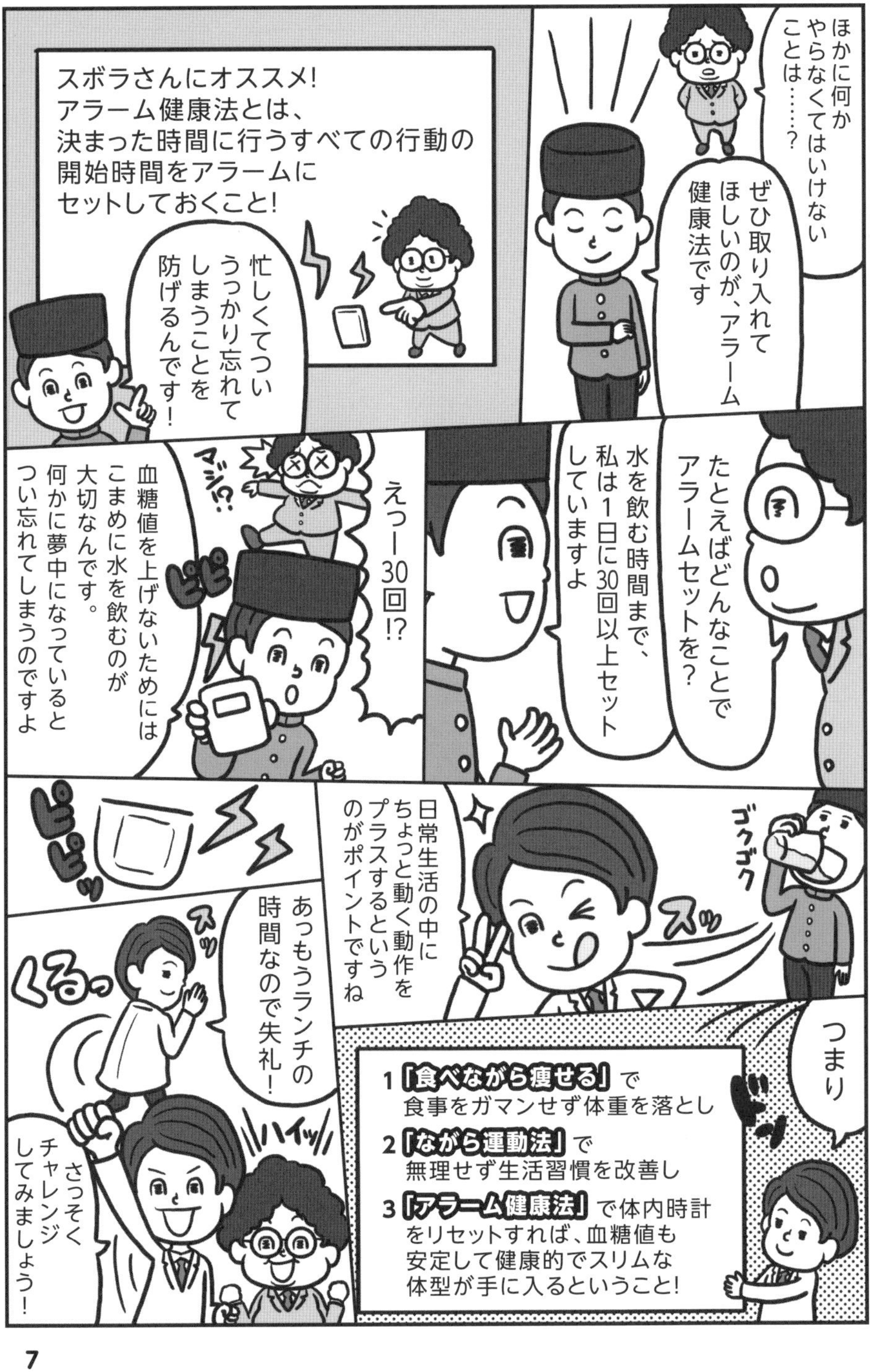
ほかに何か
やらなくてはいけない
ことは……?
ぜひ取り入れて
ほしいのが、アラーム
健康法です
スボラさんにオススメ!
アラーム健康法とは、
決まった時間に行うすべての行動の
開始時間をアラームに
セットしておくこと!
忙しくてつい
うっかり忘れて
しまうことを
防げるんです!
たとえばどんなことで
アラームセットを?
水を飲む時間まで、
私は1日に30回以上セット
していますよ
えっー30回!?
マジ!?
ピピ
血糖値を上げないためには
こまめに水を飲むのが
大切なんです。
何かに夢中になっていると
つい忘れてしまうのですよ
ゴクゴク
スッ
日常生活の中に
ちょっと動く動作を
プラスするという
のがポイントですね
ピピッ
あっもうランチの
時間なので失礼!
スッ
くるっ
つまり
1「食べながら痩せる」で
食事をガマンせず体重を落とし
2「ながら運動法」で
無理せず生活習慣を改善し
3「アラーム健康法」で体内時計
をリセットすれば、血糖値も
安定して健康的でスリムな
体型が手に入るということ!
ハイッ
さっそく
チャレンジ
してみましょう!

はじめに

私は長年、糖尿病内科・ダイエット外来で、多くの患者さんの食事指導や生活指導を行ってきました。その経験からひとつ断言できるのは、何事も「続けられなければ意味がない」ということです。つらい食事制限やハードな運動をして一時的に血糖値を下げることができても、その反動で暴飲暴食をしてしまえば、それまでの努力が水の泡となってしまいます。また、3日坊主で終わってしまっては根本的な解決にはつながりません。

そうならないためにも、**みなさんにオススメしたいのが、血糖値が上がりにくく痩せやすい体質に体の内側から変えていく「体質改善」です。**

ただでさえ忙しい現代人は、太りやすく血糖値が上がりやすい生活を無意識に行っていることが多いのです。たとえば、朝食抜き、リモートでの長時間のデスクワーク、深夜の食事に睡眠不足……。これらはいずれも血糖値

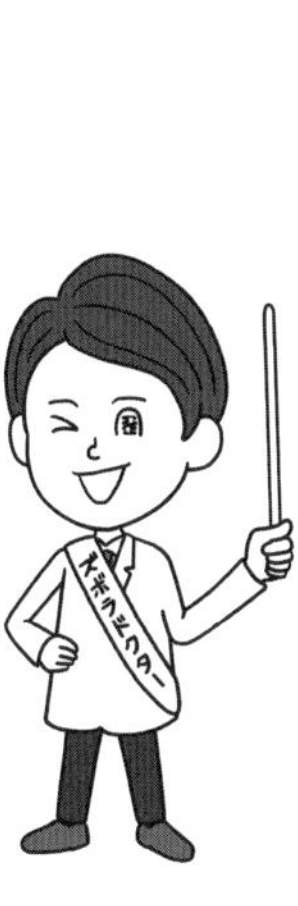

が上がりやすい体質を自ら作っているようなもの。

実は私自身も、仕事の激務が原因で92kgまで太ってしまい、なかなか痩せることができない時期がありました。そこで私が考えたのが、「いかに今のライフスタイルを変えることなく、ガマンをせずに痩せることができるか」ということでした。普段の生活の中で、気軽にできる食事や生活習慣を取り入れて、血糖値が上がりにくく太りにくい体質へと体を内側から変えていく。私はこの方法で25kgの減量に成功し、リバウンドすることなく今現在までその体重をキープしています。

本書では、そんな私自身が実際に試して効果を実感した、さまざまなノウハウをご紹介しています。「ガマンをせずに痩せられるなんて信じられない」と思われるかもしれませんが、まずは騙されたと思って読んでみてください。みなさんの血糖値改善の糸口が、きっと見つけられるはずです。

工藤孝文

ズボラな人でも　血糖値がラクラク下がる！　目次

ZUBORA 第2章

ズボラな人でもラクラク
血糖値が下がる食事

ZUBORA

トクする！

第3章

ズボラな人でもラクラク

血糖値が下がる運動

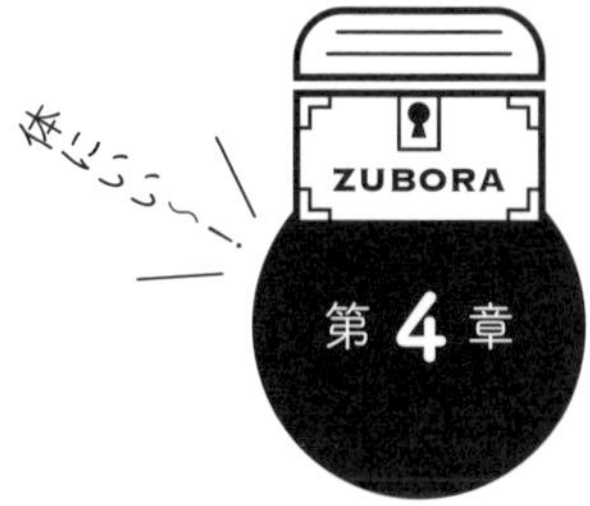

ズボラな人でもラクラク

血糖値が下がる生活習慣

本書では改善に役立つ情報を集めていますが、食品や運動などの効果には個人差があります。

第1章

ズボラな人でもラクラク

血糖値が下がる基礎知識

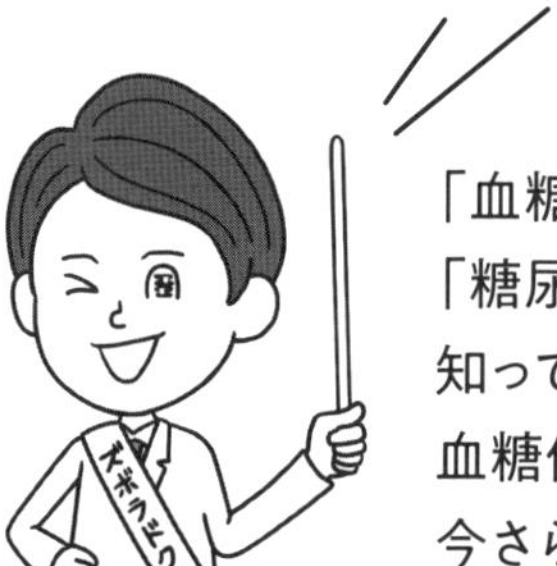

「血糖値が高いとなんでダメなの?」
「糖尿病ってどんな病気?」
知っているようで知らない
血糖値の基礎知識を詳しく解説！
今さら聞けない疑問を
ズバッと解決します！

ZUBORA 基礎知識1

なぜ「血糖値」を気にする必要があるの？

血液中の〝糖〟が多いと肥満のもととなる

みなさん、血糖値とは何かご存知ですか？　言葉自体は知っていても、実は正しく理解できていないという方も多いのではないでしょうか。

血糖値とは、血液中に含まれる「ブドウ糖」（グルコース）濃度のことです。白米やパンなどの炭水化物や、甘いお菓子などの糖質が多い食品を食べると、これが胃や腸で消化・分解され「ブドウ糖」として血液中に取り込まれ、血糖値が上昇します。すると、今度はすい臓からインスリンという物質が分泌され、ブドウ糖が各細胞に運ばれるのを助け、血糖値を下げようと働きます。ブドウ糖は、グリコーゲンという物質になって肝臓や筋肉に蓄えられた後、余ったものは脂肪細胞に取り込まれ私たちの体に蓄積されます。ブドウ糖自体は体を動かす大切なエネルギー源です。しかし、過剰に摂取してしまうと、血液の高血糖状態が続いたり、体に蓄えられ、肥満や糖尿病の原因となってしまうのです。

血糖値を“下げる”インスリンの働き

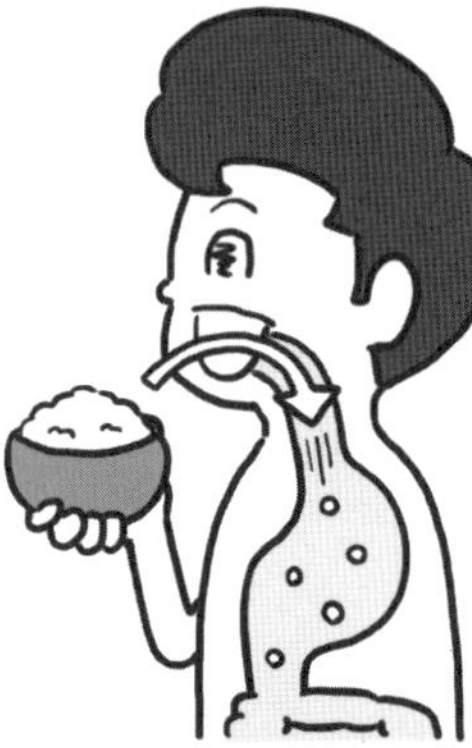

1

食べ物が胃や腸で消化・分解され「ブドウ糖」として血液中に取り込まれる

インスリンの働きが悪くなると糖尿病に!

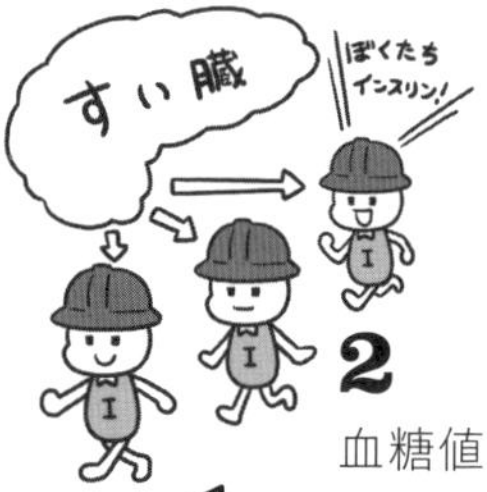

2

血糖値が上がりはじめると、すい臓がインスリンを分泌する

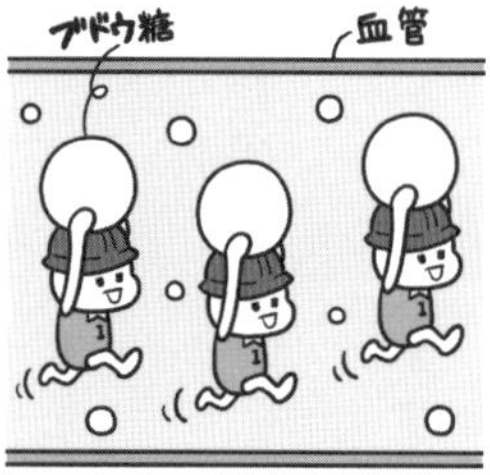

3

インスリンはブドウ糖が各細胞に取り込まれるのを助ける

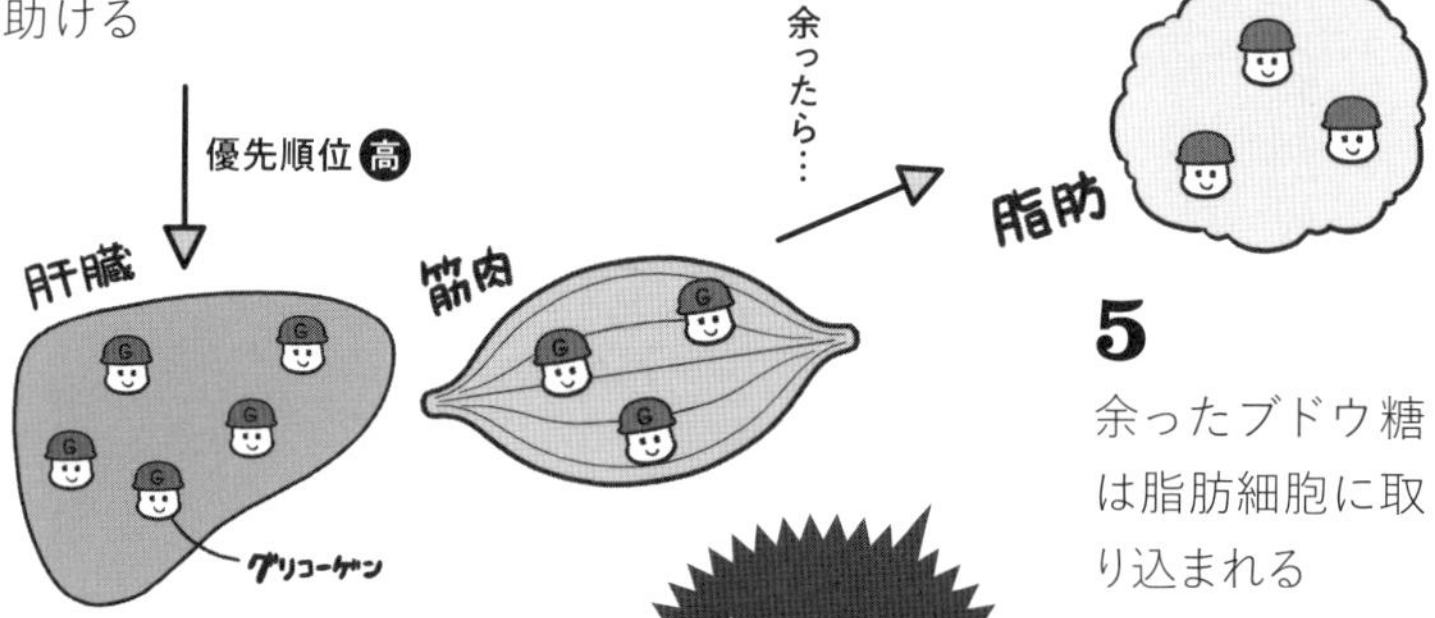

4

ブドウ糖はグリコーゲンとして、まず肝臓に蓄えられ、その後筋肉などに取り込まれる

5

余ったブドウ糖は脂肪細胞に取り込まれる

インスリンの働きが悪くなると糖尿病に!

ZUBORA

基礎知識2

高い血糖値は体の危険信号

食後の高い血糖値は血管の悲鳴

血糖値が高い＝不健康というイメージがありますが、健康な人であっても、空腹時と食後の血糖値は変わり、食後は血糖値が高くなります。これは至って普通のことですが、**健康な状態であれば140mg／dLほどで上げ止まり、食後しばらくすると70～110mg／dLあたりまで戻ります。**問題なのは、140mg／dLよりも大幅に高くなってしまう場合や、食後しばらく経っても下がらず、常に高血糖が続いてしまうことです。

では、血糖値が高い状態が続くことの一体何がいけないのでしょうか？　その答えは血管がカギを握っています。血糖値が上昇すると、細胞から有害な活性酸素が発生して血管を傷つけ、血管がかたくなります。すると、傷ついた部分を修復するために血小板が集まることで血管内の通り道が狭くなり、血液が流れにくい状態（動脈硬化）に陥ってしまうのです。

自覚症状のない糖尿病を知らせる警報

インスリンが十分に働かないなどの原因により、血糖値が上がりすぎてしまう病気が「糖尿病」です。糖尿病はそれだけですぐに問題が起こるわけではありませんが、常に高血糖の状態が続いて血管をいじめ続けているわけですから、動脈硬化が引き起こされ、さらに進行すると、神経障害（しびれ）や網膜症（目のかすみ）、腎臓病など、三大合併症の引き金となります。

さらに怖いのは、突然死の恐れもある脳梗塞や心筋梗塞。これらも動脈硬化が原因だと知れば、高血糖を放置することが、いかに怖いかおわかりいただけると思います。

高血糖が続くと……

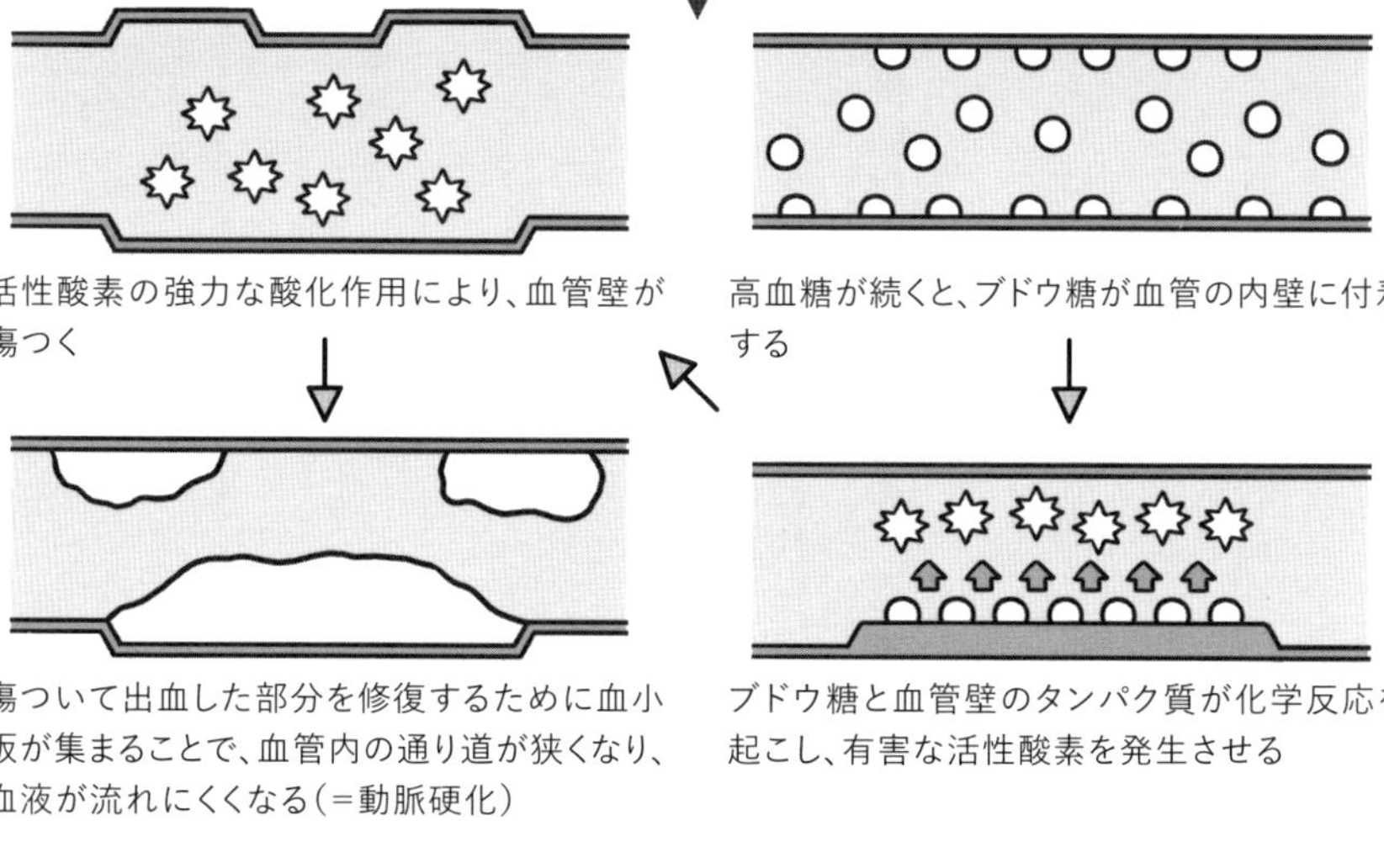
高血糖が続くと、ブドウ糖が血管の内壁に付着する
ブドウ糖と血管壁のタンパク質が化学反応を起こし、有害な活性酸素を発生させる
活性酸素の強力な酸化作用により、血管壁が傷つく
傷ついて出血した部分を修復するために血小板が集まることで、血管内の通り道が狭くなり、血液が流れにくくなる（＝動脈硬化）

基礎知識3

血糖値の数値を理解する

血糖値は血液中のブドウ糖そのものを測る

血糖値が高いかどうかは、「血糖値検査」と「ヘモグロビンA1c（HbA1c）値検査」で調べることができます。血糖値検査は、血液中にある糖の量を調べる検査で、食後10時間以上経った状態で測る「空腹時血糖値」と、一定量のブドウ糖を水に溶かしたものを飲んで血糖値の変動を測定する「ブドウ糖負荷試験」などがあります。**これらは血液中の糖の量がダイレクトにわかる一方で、前後の生活で血糖値は揺れ動くため、正確に測るのが難しい**という欠点がありました。

そこで近年よく利用されているのが、ヘモグロビンA1c値です。ヘモグロビンA1cとは、血液中で酸素を運ぶヘモグロビンとブドウ糖が結合した物質で、この量は簡単に増減しないため、過去2～3ヵ月の血糖状況が把握できます。具体的な数字の目安は左の表を参考にしてください。

血糖値を上げる原因は「糖質」と「内臓脂肪」だけ

それでは、血糖値はどのようにして下げていけばよいのでしょうか？　その方法を知るためには、まず血糖値が上がる原因を知っておく必要があります。

一つはもちろん糖質です。**さまざまな食品に含まれる栄養素の中で、血糖値を上げるのは糖質だけ**。糖質以外の栄養素を摂って血糖値が上がることはありません。そしてもう一つ血糖値を上げる原因となるのが、内臓脂肪です。**内臓脂肪が多いと、血糖値を下げるホルモンであるインスリンが正常に分泌されにくくなり、食事で上昇した血糖値が下がりにくくなる**ことがわかっています。

糖尿病の判定基準

ヘモグロビンA1cの判定基準	
正常値	5.6%未満
糖尿病予備軍	5.6～6.4%
糖尿病の可能性大	6.5%以上

「ヘモグロビンA1cの国際基準値」による

血糖値による判定基準		
判定区分	空腹時血糖値	ブドウ糖負荷試験負荷後2時間値
糖尿病型	126mg/dL以上または200mg/dL以上	
境界型	糖尿病型にも正常型にも属さない場合	
正常型	110mg/dL未満または140mg/dL未満	

『糖尿病治療ガイド2018-2019』(日本糖尿病学会)より

基礎知識4

放置厳禁！「血糖値スパイク」に注意！

健康診断で「異常なし」でも危険な血糖値スパイクとは

健康診断で血糖値が正常だったからといって安心していると怖いのが、血糖値スパイクの存在です。これは、**食後の短時間で血糖値が急激に上がったり下がったりする状態**のこと。ジェットコースターのように急激に上昇した後、すぐに正常値に戻るので健康診断ではまずわからないのですが、血糖値が急上昇したときに血管を激しく損傷させるため、知らず知らずのうちに血管がボロボロになってしまうのです。

血糖値スパイクは、空腹時に大量の糖質を摂ることなどで引き起こされます。

食後血糖値の変化

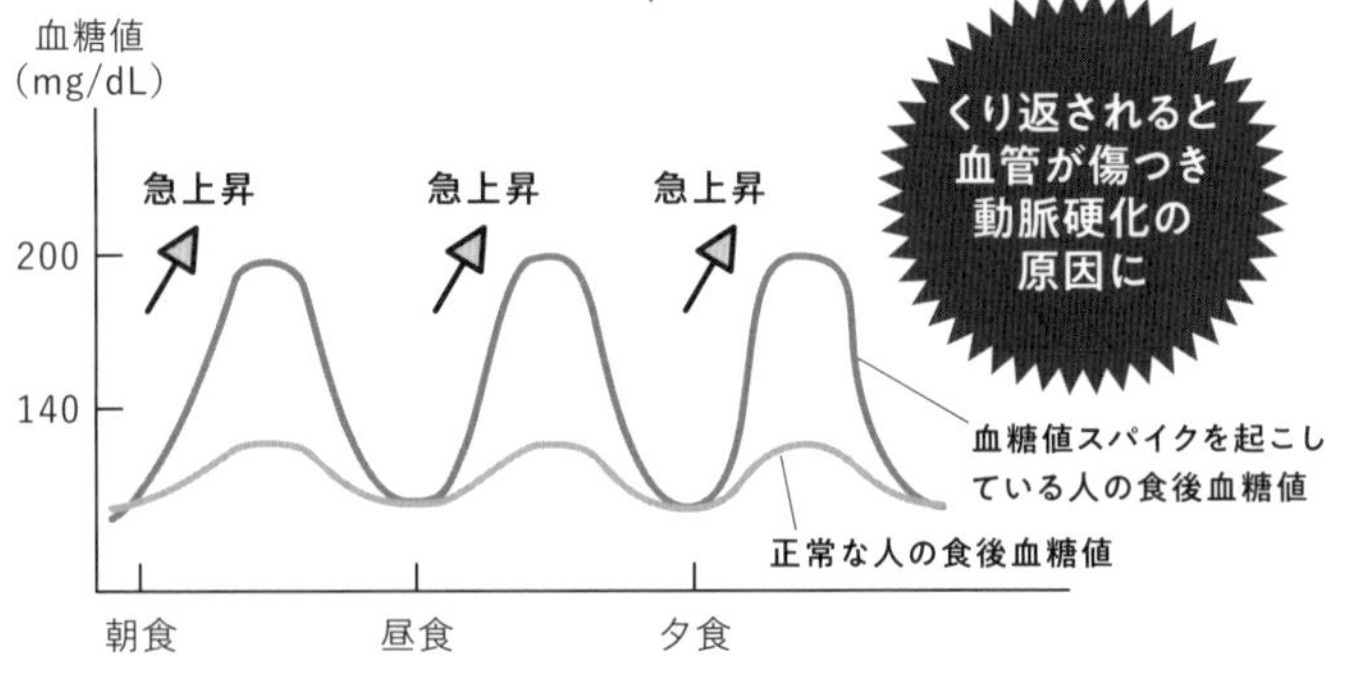

眠気や頭痛、認知症のリスクも上昇

食後急激な眠気に襲われたら、血糖値スパイクが起きているサイン。血糖値が急激に上がると反動で急降下するため、一時的に低血糖状態になり、眠気や疲労感を感じるようになるのです。近年の研究で、糖尿病の人は認知症の発症リスクが上がることもわかっていますが、血糖値スパイクを頻繁に起こすことでも認知症のリスクが高まります。

ほんの少し習慣を変えれば、血糖値は必ず下がる

では、血糖値を上げないようにするにはどうしたらいいのでしょうか。答えはカンタン。糖質の多い食品を食べすぎなければいいのです。とはいえ、白いごはんやふわふわのパン、甘いおやつをガマンするなんてできないという気持ち、よくわかります。ストイックにガマンをすると、ストレスでドカ食いをしてしまい、ますます血糖値が上がってしまうこともあります。重要なのは日々の生活のなかで無理をせずに、血糖値が上がらない習慣を身につけること。本書では、そんなとっておきの方法を「食事」「運動」「生活習慣」の３つに分けてご紹介していきます。さっそくチャレンジしてみましょう！

高血糖を薬で治療する

自己判断で薬の服用は危険　必ず医師に相談を

まずは食事療法と運動療法を行って改善を試み、それでも下がらない場合に薬物療法を行っていきます。薬物療法には、主に「経口血糖降下薬」と「インスリン注射」があります。インスリン注射は、基本的にインスリンの分泌異常が起きている場合のみ行われ、それ以外の多くの場合は、経口血糖降下薬を服用します。自己判断で服用すると、低血糖を招くおそれがあり大変危険です。必ず医師と相談をしながら治療を進めていきましょう。

日本で使用されている経口血糖降下薬の例

●ビグアナイド薬

肝臓でブドウ糖が新たに作られるのを抑制したり、インスリン抵抗性を改善して血糖値を下げます。

主な副作用　食欲不振、吐き気、便秘、下痢など。

主な一般名　ブホルミン塩酸塩、メトホルミン塩酸塩

●スルホニル尿素薬（SU薬）

すい臓のβ細胞に働きかけ、インスリンの分泌を促します。

主な副作用　低血糖、体重増加など。

主な一般名　グリベンクラミド、グリクラジド、グリメピリド

●SGLT2阻害薬

糖の吸収を抑え、尿の中に糖を排出して血糖値を下げます。

主な副作用　低血糖、脱水、頻尿、皮膚症状など

主な一般名　イプラグリフロジンL-プロリン、ダパグリフロジンプロピレングリコール水和物、ルセオグリフロジン水和物、トホグリフロジン水和物、カナグリフロジン水和物、エンパグリフロジン

ZUBORA

第2章

ズボラな人でもラククラク

血糖値が下がる食事

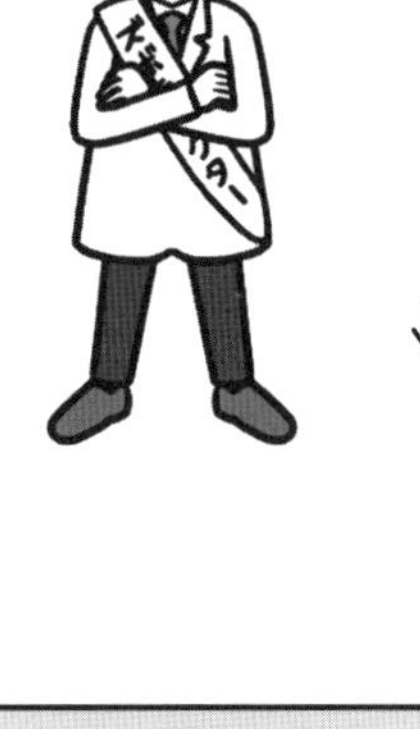

細かなカロリー計算も
ムリな食事制限もしなくてOK！
ガマンが苦手な
ズボラさんにピッタリの
おいしく楽しく、カンタンにできる
血糖値管理方法をご紹介します。

食事 1

血糖値の上昇を防ぐ腸内環境改善メニュー

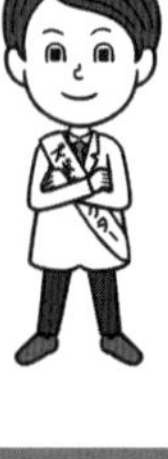

血糖値の改善が期待できる
幸せホルモン、痩せホルモンの
分泌を促す食材選びを意識しましょう！

血糖値が気になるならお腹の調子も気にしよう

お腹の調子が悪いときに、なんだか憂鬱な気分になることはありませんか？　それは単に体調が悪いからではありません。**人が幸せを感じるホルモン「セロトニン」は、腸で作られ、それが脳内のセロトニン合成を促進する**ことがわかってきました。お腹の調子が悪くなると、このセロトニンが分泌されにくくなるため、気分が沈んでしまうのです。

セロトニンの材料は、必須アミノ酸のトリプトファン。トリプトファンは、肉類に多く含まれます。では、肉を多く食べるといいのではないかという気がしますが、それはＮＧ。肉ばかり食べていると、腸内に悪玉菌が増え、便秘や肌荒れだけでなく、高血糖、高血圧、糖尿病、免疫力の低下、うつなどの深刻な症状を引き起こしてしまうこともあります。

腸内環境を整えるには、食物繊維がカギとなります。善玉菌は食物繊維をエサにして増えますが、そのときに短鎖脂肪酸《たんさしぼうさん》を生成。そして、短鎖脂肪酸が小腸にあるＬ細胞を刺激すると、ＧＬＰ-１の分泌を促します。**このＧＬＰ-１は、インスリンの分泌を促進して血糖値の上昇を防いでくれる、別名「痩せホルモン」**。このホルモンが適切に分泌されるようになると、血糖値が整い、同時に太りにくい体になれるのです。

腸内の善玉菌を増やすエサやり作戦と援軍派遣

腸内の善玉菌が増えるときに、短鎖脂肪酸を生み出す働きを「体内発酵」と呼びます。体内発酵を促すには、食物繊維が欠かせません。食物繊維は、水に溶けない不溶性食物繊維と水に溶ける水溶性食物繊維の2種類あり、それぞれ役割が異なります。**不溶性食物繊維はセロリ、たけのこなどの野菜やいも類、きのこなど**パサパサした食感の食べ物に多く含まれている成分。水に溶けずに腸に届き、腸のぜん動運動を促進してくれます。一方、**水溶性食物繊維は長いも、納豆、オクラなどヌルヌル、ネバネバした食品に多く含まれており、水に溶けるのが特徴**。どちらも、腸の善玉菌のエサとなって体内発酵を促しますが、エサとしてより好まれるのは水溶性食物繊維です。腸の健康を守るためには、どちらかをより多くというよりは、この2つをバランスよく摂るのがオススメです。

腸内の善玉菌を増やすには、発酵食品を食べるという方法もあります。**発酵食品はヨーグルトやチーズ、キムチ、イカの塩辛といった食品のほか、味噌、しょうゆ、甘酒、日本酒などの調味料や飲み物など**さまざま。食事に取り入れることで腸に直接善玉菌を送り届けることができますが、食物繊維と組み合わせると、整腸効果は何倍にもなります。

不溶性と水溶性、食物繊維の特長を活かす

不溶性食物繊維は腸の中に長く留まって満腹感を持続。食べすぎを抑え、体重の増加に伴う血糖値の上昇を防いでくれます。一方、水溶性食物繊維は腸内でゲル状になり、糖質の吸収を緩やかにして、血糖値の急な上昇を防ぐ働きがあります。**水溶性食物繊維の中で特に注目されているのが、玉ねぎやにんにくに含まれるイヌリン。ビフィズス菌などの腸内細菌のエサとなり、腸内環境を整えてくれます。**

食物繊維は人間の消化酵素では消化できないため、ノンカロリー。血糖値が高い原因が肥満にある人は、ダイエットという観点からも食物繊維を意識的に摂ることが重要です。

血糖値の上昇を抑える食物繊維の働き

不溶性食物繊維

水に溶けない。便のカサを増やして、腸のぜん動運動を促進し、便秘を解消する働きがある。野菜、いも類、きのこなどに多く含まれる。

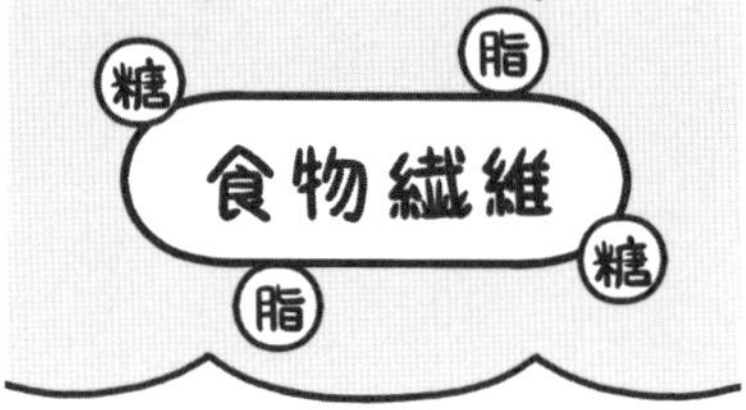

イヌリン

水に溶けてゲル状になり、糖質の吸収を抑え、血糖値の急上昇を防ぐ。善玉菌のエサになり、これを増やす。玉ねぎやにんにく、ごぼうなどに含まれる。

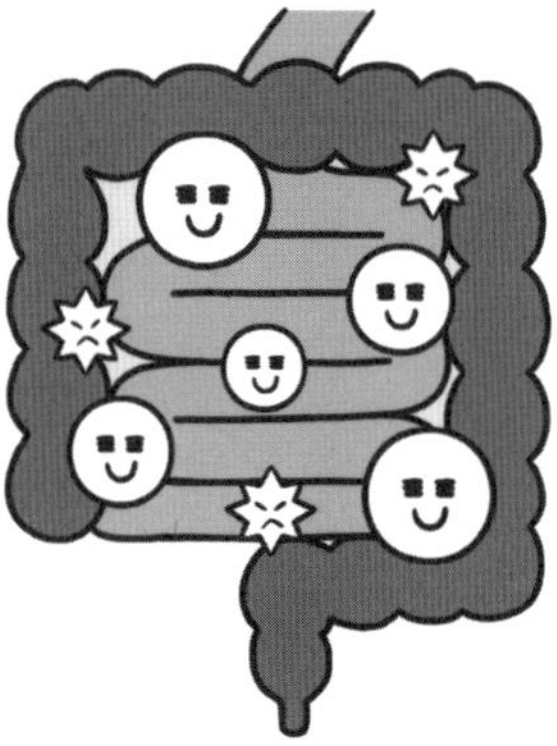

朝の3分調理で腸内環境改善食に1品追加

仕事が忙しいと、ついつい食事のことが後回しになってしまいがち。そんな人にぴったりな腸内環境改善メニューをご紹介します。混ぜるだけ、かけるだけとどれも3分程度でできるので、料理が苦手な人でもカンタン。まずは朝食に取り入れてみましょう。

○**えのきキムチ納豆**…えのきの食物繊維と発酵食品のキムチ納豆でWの発酵パワーを期待。カットしたえのきだけ½束を水で濡らして皿にのせ、ラップをかける。500Wの電子レンジで約2分加熱し、納豆1パックと付属のたれ、キムチ適量と酢小さじ1を入れて混ぜる。

○**ホットヨーグルト**…腸を冷やさずに、乳酸菌やビフィズス菌が効率よく摂れる。ヨーグルト100gに大さじ1程度の水を加えて混ぜ合わせ、500Wの電子レンジで30〜40秒加熱する。菌が死滅するので、直火はNG。40℃程度に温めるのがベスト。

○**はちみつバナナヨーグルト**…バナナに含まれるオリゴ糖も善玉菌のエサになる。ヨーグルト100gを皿に盛り、輪切りにしたバナナ1本分をのせる。上からはちみつを大さじ1程度（お好みで）かけて完成！

コンビニごはんも選び方で腸内環境改善食に!

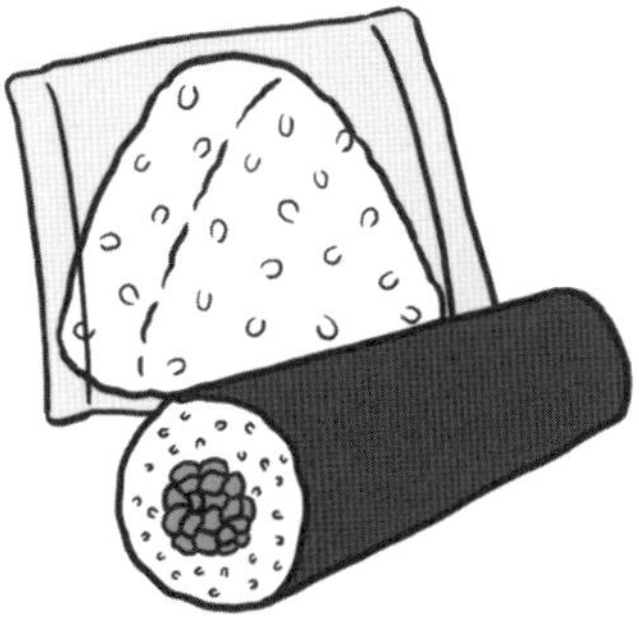

お米を食べたいなら もち麦おにぎりか 納豆巻き

もち麦は白米に比べて、食物繊維が豊富。腹持ちもよいのでオススメ。納豆巻きは、発酵食品である納豆が腸内環境の改善に◎。ただし、糖質の摂りすぎには気をつけて。

カップの味噌汁を つける

物足りないときは、汁物をつけると満足感が高くなる。とくに発酵食品である味噌汁がイチオシ。具材は食物繊維豊富なわかめ、オクラ、なめこなどがベスト。

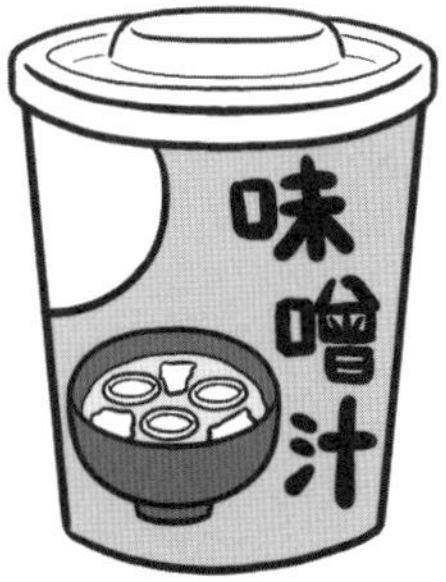

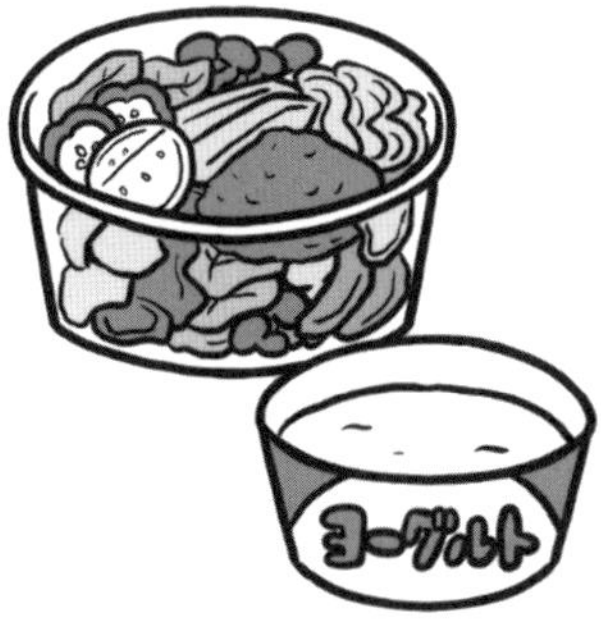

ネバネバ系サラダか ヨーグルトをプラスする

最近のコンビニはサラダコーナーが充実。オクラやめかぶ、山いもなどが入ったネバネバ系サラダは水溶性食物繊維たっぷり。デザートなら無糖ヨーグルトを。

ZUBORA

食事 2

高い血糖値は脱水症状も要注意！時間と量を決めて水分補給

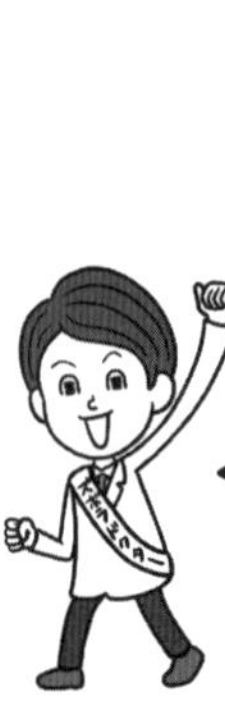

ズボラさんのこまめな水分補給には
ペットボトルや水筒を用意するのも
効果的です！

ブドウ糖排出のために失った水分を意識して補う

血糖値が上がると、体はインスリンというホルモンを出して、血糖値を下げようとします。ところが、**糖尿病やその予備軍の人は、インスリンが十分に分泌されなかったり、機能が十分に働かない状態にあります。**すると、血液中のブドウ糖濃度が高くなって血管を損傷させ、さらに進行すると、失明、腎不全、足の切断などの重い合併症を引き起こしてしまいます。喉の渇き、頻尿、食欲の異常な増進、足のしびれなどは糖尿病の初期症状。気になる人は一刻も早く医師に相談すると同時に、生活習慣を改める必要があります。

血液中のブドウ糖濃度が高くなると、体はブドウ糖を尿と一緒に排出しようとします。トイレに行く回数が増え、結果、脱水症状を引き起こすので、水分補給が重要になってきます。血糖値に問題がなくても、仕事や趣味に熱中していると水を飲むのも忘れてしまうタイプの人は、血流が悪くなって、高血圧や脳梗塞などあらゆる病気になりやすいので要注意。水が苦手な人は、お茶や無糖の炭酸水を飲むのがいいでしょう。水分補給はこまめにするのが理想ですが、忙しいとつい忘れてしまうので90分おきにアラーム（P98参照）をセットして飲むのがオススメです。

ZUBORA

食事 3

空腹ホルモンを抑え 満腹ホルモンを促す 万能**レモン効果**

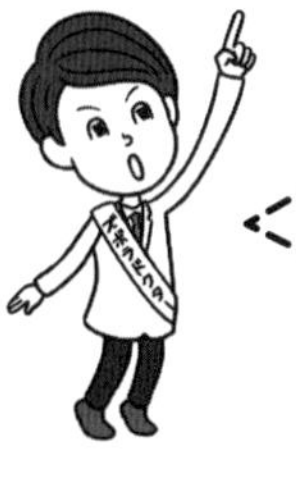

食後血糖値の急上昇を防ぐためには
ゆっくり食べることが効果的！
レモンで食欲の暴走を抑えましょう。

食欲ホルモンを自在に操るレモンを使いこなす

おいしそうなものを見ると、食べたくてたまらなくなりますよね。食事前でお腹が空いているときなら普通の反応でも、十分な分量を食べているのに満足感を得られない場合は要注意。食欲をコントロールするホルモンである「レプチン」がうまく機能していないのかもしれません。そう、**これ以上は食べすぎとわかっていても食べてしまうのは、意志が弱いのではなく、ホルモンの働きに問題があるのです。**

レプチンは、血糖値の上昇に反応して分泌され、脳の満腹中枢を刺激します。すると、もう食べなくてもよいと体が理解します。これがいわゆる満腹感。ただし、満腹感を感じるには、食べ始めてから20分ほどかかります。早食いの人は満腹感を得る前に平らげてしまうので、食べすぎてしまうのです。食事は、ゆっくり20分以上かけて食べる習慣をつけましょう。とはいえ、残業で遅くなった後の腹ペコ状態で、夕飯にジューシーな唐揚げが待っていたら……きっと一気に食べてしまいますよね。そんなときは、唐揚げにレモンをかけてみてください。**レモンの香り成分や酸味などの刺激が交感神経を高めて、空腹を感じるホルモン「グレリン」の分泌を抑え、レプチンの分泌を促してくれます。**

レモンの合わせ技で健康メニューを増やす

唐揚げにレモンを搾るのはシーンが限定されますし、中には唐揚げにレモンをかけるのは好きじゃないという人もいるはず。そんな人には、もっと手っ取り早い方法があります。それは、**食事の前にレモン水を飲むこと。レプチンが分泌されるまでには20分ほど時間がかかるため、外食の場合は店に入る前、家で食事する場合は盛りつけなどの仕上げをしている間に飲むとよいでしょう。**

料理が得意な人は、レシピにレモンを取り入れてみるのも効果的。最も気軽なのは、レモン汁を使ったドレッシングです。他にも、鶏むね肉のレモンソテーやサーモンのレモン蒸しなどアレンジはさまざま。鶏むね肉に含まれる「イミダペプチド」は、疲労回復に効果があります。また、サーモンをピンク色にしている色素「アスタキサンチン」は、優れた抗酸化力で体内を老化させてしまう活性酸素を取り除き、血管や肌を若く保ってくれます。さらに、内臓脂肪や脂質異常症、高血圧、糖尿病などの生活習慣病の改善も期待できる成分として注目されています。どちらもレモンと相性のよい食材なので、さまざまなアレンジで一緒に食べれば健康効果もアップ！　ぜひ積極的に摂ってみてください。

工藤先生直伝　レモン活用法

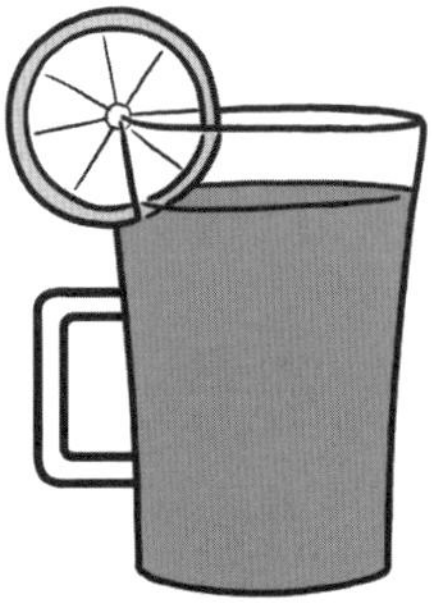

1　食べる20分前にレモン水を飲む

作り方は、コップ1杯の水にレモン汁を1/2個分入れて混ぜるだけ。ホットで飲むほうが、代謝アップでダイエット効果もより期待。

2　レモンドレッシングでサラダを食べる

オリーブオイル：レモン汁：しょうゆを6：2：1の割合でブレンド。生の野菜は食物繊維のほか、ビタミンやミネラルも豊富。

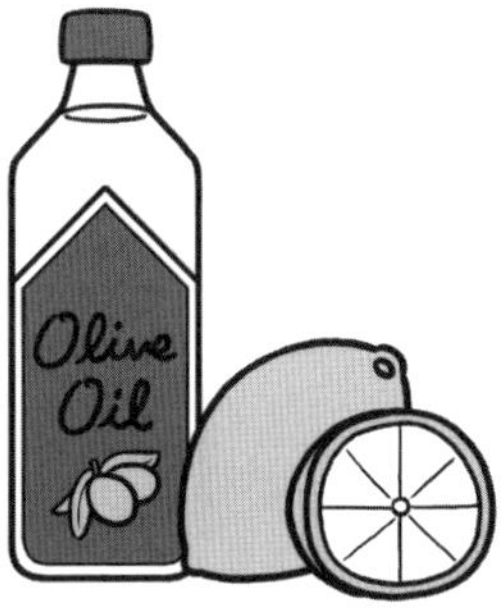

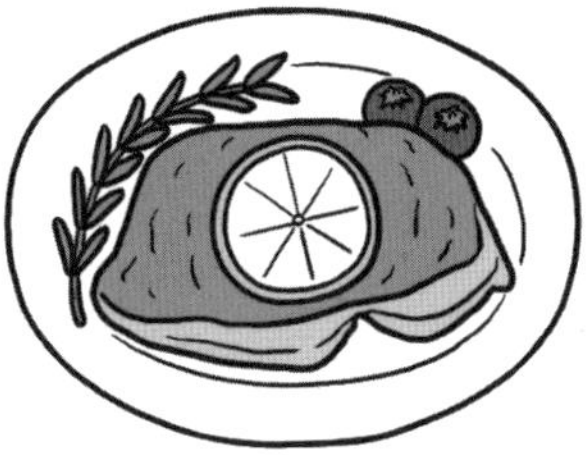

3　レモンチキンソテーを食べる

こんがり焼いたチキンに、レモン汁とバター、こしょうで作ったソースをかければ疲労回復効果抜群のメインおかずに。

ZUBORA

食事 4

血糖値スパイクを予防する食べ方
ミートファースト カーボラスト

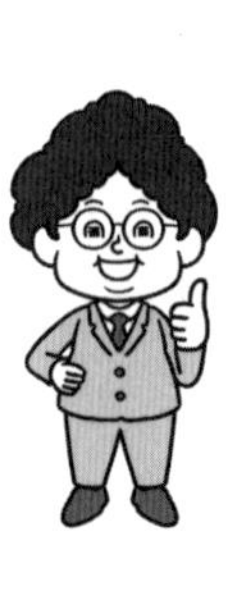

血糖値を上げないために
野菜中心にする必要はありません。
食べ方を知って栄養を摂る
ズボラファーストな食生活でも大丈夫！

一見ヘルシーな野菜料理に潜む糖質に要注意

和食はヘルシーなイメージがありますが、煮物などには、砂糖が多く使われています。

また、材料としてよく使われるにんじん、ごぼう、かぼちゃなどは野菜の中でも糖質が高く、ごはん、砂糖、根菜類とトリプルで糖質を摂ってしまうことに。一般的には塩・こしょうでシンプルに焼くステーキがオススメとされていますが、個人的なイチオシは豚肉の生姜焼き。豚肉は疲労回復力が高いビタミンB_1が豊富ですが、生姜の脂肪燃焼効果も加わり、ダイエット向きのメニューです。さらに玉ねぎも一緒に炒めればカンペキ！　玉ねぎは腸を整えてくれる水溶性食物繊維「イヌリン」の宝庫。これは選ばない手はありません。

食べるときは**はじめに肉、最後にごはんを食べる「ミートファースト&カーボラスト」にすると、消化管ホルモンである「インクレチン」が分泌されやすくなります。**インクレチンは2種類あり、そのひとつがP27で紹介した痩せホルモンGLP-1。これが血糖値の急上昇である血糖値スパイクを予防してくれます。痩せたいからと野菜をはじめに食べるベジファーストもありますが、筋肉量が低下したり、栄養不足になることも。ミートファーストにすることで、体作りに必要なタンパク質を効率よく摂ることができるのです。

ZUBORA

食事 5

昼下がりの空腹は春雨スープで乗り越えろ

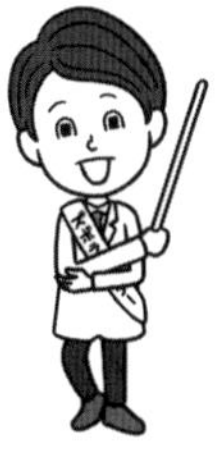

間食のガマンは
その後のドカ食いを誘発する危険も。
GI値の低い賢い間食で危機を回避！

食後の血糖値の上昇を減速させる低GI食を活用

食品には食べてすぐに血糖値が上がるものと、ゆっくり血糖値が上がるものがあります。**ゆっくり血糖値が上がるタイプの食品は「低GI食品」と呼ばれ、近年、肥満や糖尿病のリスクを減らすことができる**と注目を集めています。単に糖質の量だけで選ぶのではなく、GI値が低い食べ物を選ぶことが、血糖値を下げるカギとなるのです。

GI値が70以上の高GI食品の代表は、なんと私たち日本人が大好きな白米。55以下の低GI値の食品の代表は、精白されていない玄米。白米を玄米に置き換えると痩せるといわれているのはこのためです。他にもそば、豆類、きのこ、ナッツ、ヨーグルトなどはGI値が低いので、間食するならこのような食品から選んでください。

血糖値を下げるには、食べる順番も大事。まずは汁物から食べるとお腹が満たされ、食べすぎを防いでくれます。イチオシは、春雨スープです。春雨は糖質が高いため太ると思われがちですが、春雨スープに使われている緑豆春雨は緑豆という小豆の仲間を原料とした低GI食品。食事をガマンしすぎると血糖値の上下が激しくなりやすいので、午後3時ごろに春雨スープを食べるのがオススメです。

低GIコンビニ食品を活用し血糖値の上昇を予防

忙しくてなかなか自炊ができず、コンビニを利用することが多い人は、低GI値のおやつやおつまみを覚えておくと便利。仕事終わりにドカ食いするよりも、おやつで少しつないでおいたほうが、血糖値の急上昇&急降下を防ぐことができます。

先ほど紹介した**春雨スープの他、ゆで卵、するめ、もずく、ところてん、プレーンヨーグルトなどは低GI食品**なので、安心して食べることができます。食べても血糖値が上がりにくいので眠くならず、おやつの後でも高いパフォーマンスを保つことができます。逆に選んではいけないのが、ショートケーキや大福などの砂糖を使った食品、フライドポテトやポテトサラダなどのいも類を材料にした食品です。唐揚げやアメリカンドッグなどの揚げ物も避けたほうがいいでしょう。食べるとグンと血糖値が上がり、その後、急激に血糖値が下がることで、眠くなってしまいます。

チョコレートは、選び方によってはGI値がそれほど高くないものも。スイートチョコは砂糖がたくさん入っているのでNGですが、カカオが70%以上のものは血圧を下げる、脳の活性化などの効果が認められています。

コンビニ食品のGI値例

高

NGゾーン

食パン…95
スイートチョコ…91
ポテトサラダ…90
フライドポテト…90
大福…87

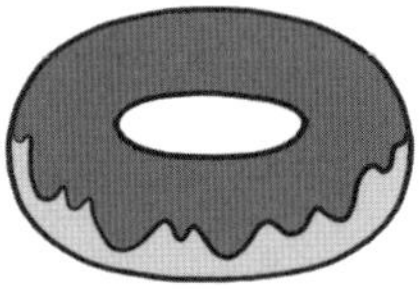

ドーナツ…86

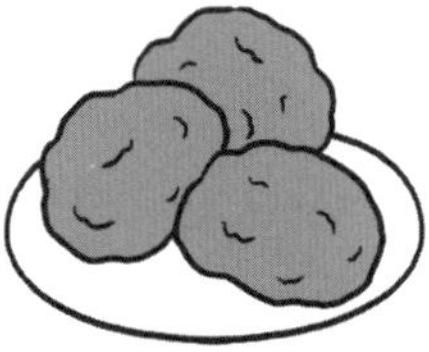

生クリームケーキ…82
クッキー…77
から揚げ…75

OKゾーン

アイスクリーム…65
肉まん…60
ポテトチップス…60

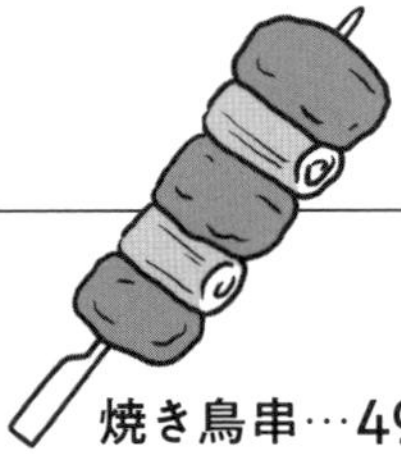

オススメゾーン

ちくわ…55
プリン…52
焼き鳥串…49

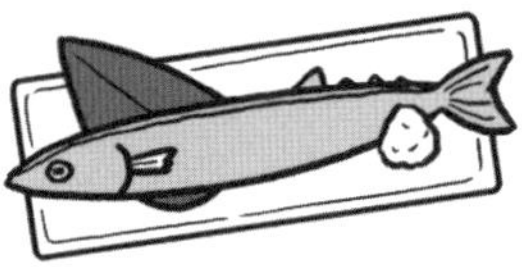

ゼリー…46
ハム…46
するめ…40
サンマの塩焼き…40
ゆで卵…30

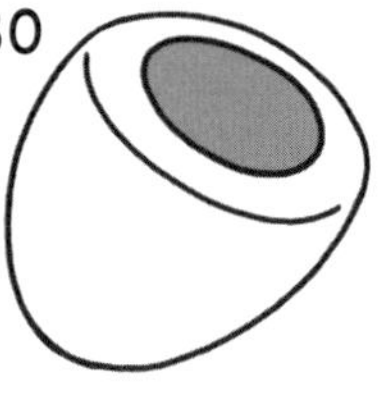

プレーンヨーグルト…25
アーモンド…25
レタスサラダ…23
ブラックチョコ…22

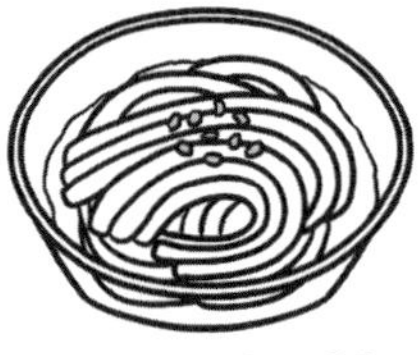

ところてん…12

低

ZUBORA

食事 6

ガマンできない
間食欲求は
ガムかナッツで
リセット可能

「噛む」行為が脳にバーチャル満足感を与えます。
デスクの引き出しにはアメなどの甘いお菓子ではなくガムを常備。

口さびしいときは、食べる前に噛む！

早食いの人が太りやすいのは、満腹中枢が働く前にどんどん口に入れてしまい、結果食べすぎるのが理由であることはすでに述べましたが（P35参照）、噛まずに飲み込む傾向があることも問題。なぜなら、たくさん噛んだほうが食欲が満たされるからです。

仕事中にイライラしたり疲れを感じると甘いものが食べたくなりますが、少しガマンして代わりにガムを噛んでみませんか？　噛み続けると、あんなに食べたかった甘いものが、それほど欲しくなくなっているはずです。それは、噛むことで不安や恐怖などを感じる扁桃体の活動が緩み、副交感神経が働いてストレスが緩和されたから。さらに、幸せを感じるホルモン「セロトニン」が分泌され、満たされた気持ちに。実際に**ガムを噛む前と後で、ストレスホルモン「コルチゾール」の値を測ってみると、噛んだ後は明らかな減少が見られます。また、噛むことで「ヒスタミン」が脳に届くと、満腹中枢を刺激して食欲が抑えられ、脂肪を燃焼させてくれる効果も。**満腹中枢が働くのは食べて20分後なので、ガムも20分ほど噛んでください。ガム以外にも、ミックスナッツやきゅうりなどの歯応えのある食べ物には同様の効果が期待できます。

ZUBORA

食事 7

無理なくおいしく血糖値を下げるルーティーン食で痩せる食習慣

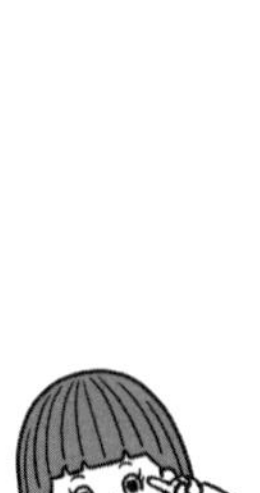

ヨーグルトやコーヒーなど
飽きない食習慣に健康要素を
プラスします！

ヨーグルトとおからの相乗効果で腸内発酵促進

血糖値が気になってダイエットをしようとすると、どうしても「あれもこれも食べてはダメ」とガマンすべきことばかりを考えてしまいがち。マイナスで物事を考えるようになると、ストレスが溜まりやすくなります。そうではなく、食べるものをあらかじめ決めてしまったほうが無理がありません。自分の「定番痩せフード」を決めておきましょう。

定番痩せフードは、なるべくカロリーもGI値も低く、腹持ちのよいものを選びたいところ。**そこでオススメしたいのが、無糖ヨーグルト100gにおからパウダー15gを混ぜて作るおからヨーグルトです。おからもヨーグルトもGI値が低いのはもちろん、腸内発酵を促してくれる乳酸菌と食物繊維が同時に摂れる最高の組み合わせ。**また、おからパウダーに含まれるβコングリシニンという成分が、脂肪を燃焼させるホルモン「アディポネクチン」の分泌を促進してくれるのです。

飲み物では、緑茶とコーヒーを1：1の割合で混ぜ合わせた「緑茶コーヒー」がオススメ。何を隠そう、私は緑茶コーヒーを飲むことで、92kgもあった体重が10ヵ月で25kgも減少したのです。

緑茶とコーヒーの相乗効果で血糖値を下げる

緑茶とブラックコーヒーは糖質もカロリーもゼロなので、ダイエット中の飲み物に選んでいる人は多いでしょう。どちらも覚醒効果があるため、仕事中に疲れた頭をリフレッシュしてくれるのも魅力です。**緑茶とコーヒーを別々に飲むのもいいですが、実は2つを混ぜ合わせて「緑茶コーヒー」にすると、さらなる効果が期待できます。**その秘密は緑茶とコーヒーに含まれている成分とその相性にあります。

まずは、どちらにも含まれているカフェイン。脳を興奮させて覚醒させることで有名ですが、カフェインには脂質の代謝を高める働きもあります。コーヒーに含まれているクロロゲン酸は血糖値の上昇を抑制し、脂質を燃焼させてくれる効果があります。緑茶に含まれるカテキンは糖質の吸収を抑え、血糖値の急上昇を防ぎます。また、緑茶のテアニンは、カフェインによる覚醒作用を穏やかにしてくれる成分。コーヒー単体ではカフェインを摂りすぎてしまいがちですが、混ぜ合わせることで成分のバランスがよくなるのです。さらに、カフェイン、クロロゲン酸、カテキンは、掛け合わせることで脂肪燃焼効果がより高くなるという、まさしくダイエットにうってつけの飲み物なのです。

緑茶コーヒーの作り方

1 : 1

[材料]

緑茶……100ml

コーヒー……100ml

[作り方]

緑茶とコーヒーを混ぜるだけ!

※コーヒーはブラックで。ミルクを入れると効果が下がってしまいます。

※砂糖を入れると糖質が高くなり、血糖値が上がりやすくなるのでNG。

Q いつ飲むのがいいの?

A 食事の15分前くらいに飲むのがベストです。

水分を摂ることでお腹が満たされ、食べすぎ防止に。15分ほどで成分が脳に行き渡り、脂質の代謝を促します。

Q 1日何回飲むのが効果的?

A 朝、昼、晩の食事前に1日3回飲むのが理想。

1日3回の食事の前に、それぞれ飲みましょう。1日2食が習慣の人は、間食したくなる午後3時ごろにも飲みます。

Q アイスとホット、どっちがいい?

A 冷たいものより温かいほうが効果大!

体を冷やしてしまうので、冷たいものは避けて。ホットなら体が温まり、代謝がアップして痩せ効果が高くなります。

ZUBORA

食事 8

カサ増し食材で山盛りごはんが健康促進の一杯に大変身

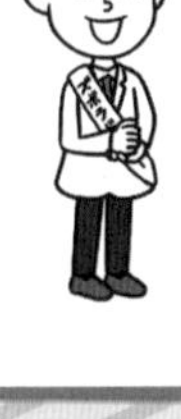

お米の量を減らしながら満腹感を維持する。
白くヘルシーな食材でカサ増しと栄養補給の一挙両得！

✓ 低糖質のおからやカリフラワーで山盛りごはん

お米を食べないと、どうしてもきちんと食事した気がしないという人も多いはず。でも、お米はGI値も糖質量も高い食材。もりもり食べていると、あっという間にメタボ体型のできあがりです。とはいえ、無理にガマンしているとストレスが溜まってしまい、ドカ食いに走る原因になってしまうことも。それでは元も子もありません。

そこでオススメなのが、お米に低糖質食品を混ぜて全体の糖質量を減らす方法。とくに**イチオシなのが「お米＋おから」と「お米＋カリフラワー」の組み合わせ**です。おからは大豆でできているので、食物繊維が豊富。お腹の中で膨らみ、満腹感が持続するのが魅力です。また、カリフラワーをみじん切りしたカリフラワーライスは、置き換え食として海外セレブの間で大流行。低糖質なことはもちろん、カリフラワーに含まれるビタミンCは加熱しても失われにくく、脂質の代謝をサポートしてくれます。最近はみじん切りされたものが、冷凍食品として販売されています。どちらも見た目が白く、白米にすんなりなじむので、視覚で満足できるのも利点。はじめからたくさん混ぜると違和感を覚える場合があるので、少しずつ増やしながら徐々にお米の量を減らしていきましょう。

低糖質のカサ増し食材を使い炭水化物を減量

　ごはんに混ぜずに、おかずとして取り入れて、「カサ増し」できる低糖質食材もたくさんあります。**自分が無理なく食べられる食材を選んだり、飽きないようにローテーションで食べたりと工夫して、ストレスなく糖質を減らしていきましょう。**また、味だけでなく、選ぶ食材によって摂取できる栄養素は異なるので、その日の体調や自分が理想とする目標に合わせてセレクトするのも手です。

　豆腐はタンパク質が豊富で低糖質。ごはんの代わりに冷奴などにすれば、調理の手間もかかりません。ただし、豆腐は噛み応えがないのが難点。野菜などと合わせて、噛む回数を増やすなど対策を練りましょう。もやしも置き換え食材として人気。１袋10～50円ほどで手に入るので、家計に優しいのも嬉しいポイントです。

　麺類が好きな人には、しらたきも悪くない選択。海外では乾燥させたしらたきが「ZENパスタ」としてブレイクしています。その他、近年では糖質がカットされた米や糖質ゼロの麺などが次々と商品化されています。少々お値段は高くつきますが、手軽に作れて味もおいしいものが多いので、この機会にチャレンジしてみるのも楽しいかもしれません。

オススメカサ増し食材

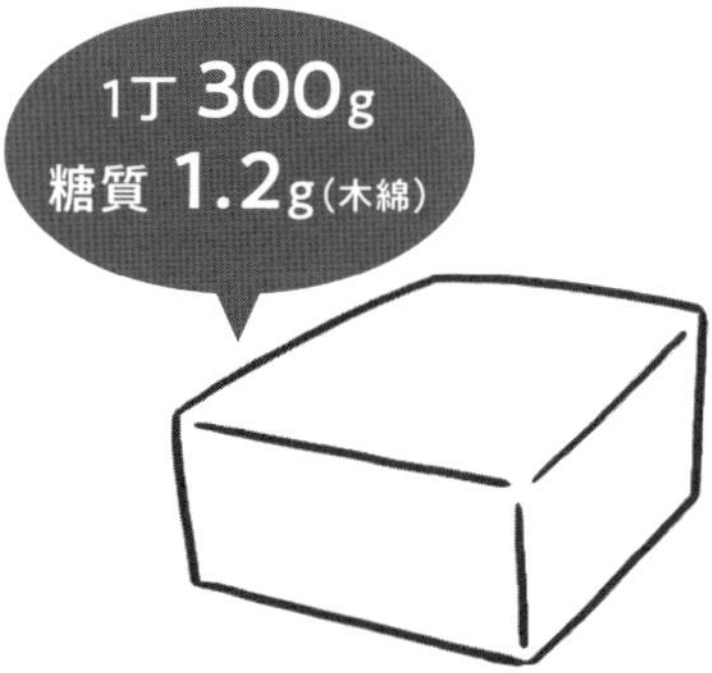

豆腐

置き換えなら、柔らかすぎない木綿豆腐を推奨。タンパク質のほか、脂肪の代謝を助けるレシチン、抗酸化力の高いサポニンなども摂ることができる。

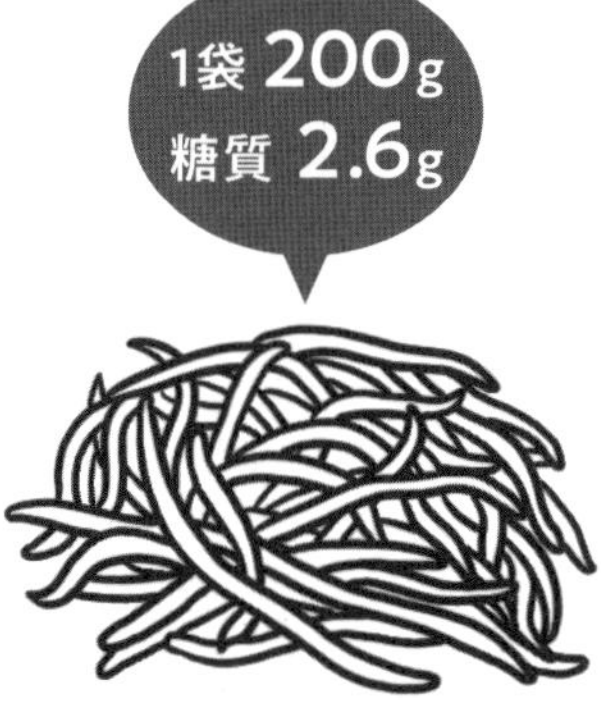

もやし

水溶性と不溶性、両方の食物繊維が含まれる。カリウムが摂りすぎた塩分を外に排出してくれるほか、ビタミンCやアスパラギン酸も豊富。

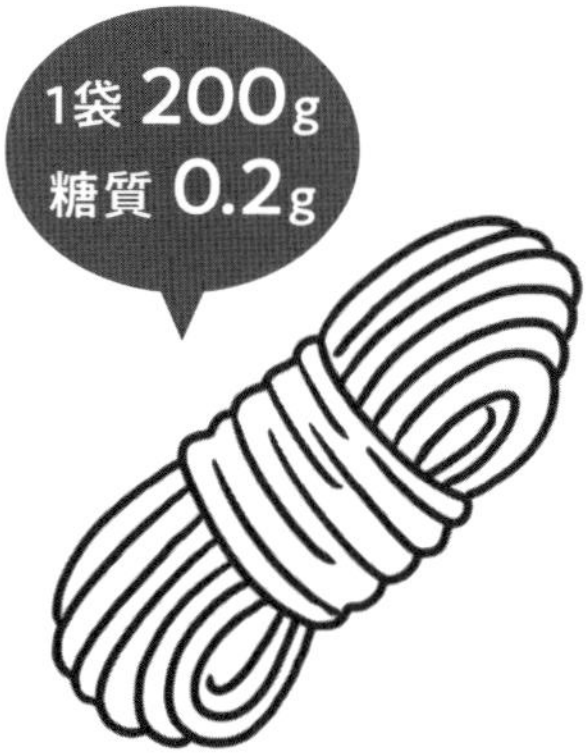

しらたき

カロリーも糖質もほぼないので、減量を頑張りたいときに取り入れたい食材。カルシウムも摂れる。ただし、消化しにくいので食べすぎに注意。

ZUBORA

食事 9

飲む前に飲む！血糖値の上昇を抑えるお酒の飲み方

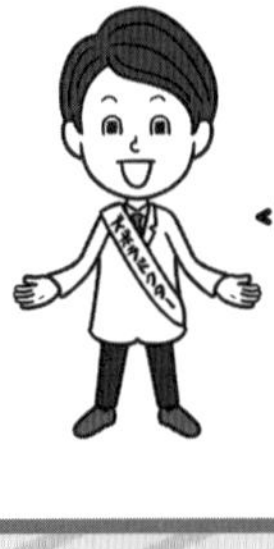

酔うためのお酒ではなく
お酒を味わう楽しい飲み方を
身につけましょう！

明日の自分に感謝される1杯目のノンアルコール

仕事やスポーツの後の居酒屋で「とりあえずビール！」。この1杯をおいしく飲むために、喉をわざとカラカラにしておく人も多いのではないでしょうか。気持ちはわかりますが、アルコールは利尿作用があるため水分不足を補えず、最悪の場合、血栓ができたり動脈硬化を引き起こす場合もあります。そしてなんといっても、血糖値という面からは最悪。**喉越しのよさから一気に飲んでしまうことで、血糖値が急上昇してしまう**のです。

1杯目に飲むべきは、糖質ゼロのノンアルコールビール。これでまず喉をうるおし、水分を補給すれば、2杯目からはビールを飲んでもかまいません。お酒の量も減らせるし、二日酔いの防止にもなります。糖質ゼロならハイボールやブランデー、ジンなどの蒸留酒を選べばいいという人もいますが、ダイエットをしているならそれも避けたいもの。アルコールの分解には糖分を必要とするため、血糖値が下がって過度にお腹が空いてしまいます。締めのラーメンやデザートが食べたくなるのは、これが原因。結果、夜遅くに大量の糖質を摂ることにより、体重が増加してしまいます。健康的な体重を維持するためには、「1杯目はノンアル、2杯目以降はたしなむ程度」のルールを守りましょう。

血糖値の上昇を抑えるつまみで飲酒習慣も改善

お酒を飲むときに、もう1つ注意したいのが、つまみの選び方。**1杯目をノンアルコールビールに替えることでせっかくお酒による血糖値の急上昇を防ぐことができても、つまみで血糖値を上げてしまっては台無しです。**なるべく、糖質の少ないつまみを選ぶようにしましょう。それでいて、お酒との相性がいいものであれば、最高ですね。

ビールには、枝豆がイチオシ。食物繊維が豊富な上、ビタミンBがアルコールの分解と糖質の代謝を促してくれます。ゴーヤチャンプルーも血糖値を下げる働きがあります。タンパク質の豊富な焼き鳥もいいですね。ただし、タレには糖質が含まれているので、できれば塩を選ぶようにしてください。日本酒には、低カロリーでタンパク質豊富なお刺身がオススメ。ごはんとお刺身の相性がいいように、日本酒との相性も抜群です。ただし、日本酒は糖質が多いので、飲みすぎには注意。2杯目以降に1合程度を目安としましょう。

その他、水溶性食物繊維が糖質の吸収を緩やかにしてくれるオクラのサラダやマグロの山かけもいいでしょう。ワインなら、糖質の代謝を促進してくれるチーズや、脂身が少なく高タンパクなローストビーフを選ぶとよい晩酌になりそうです。

コンビニには血糖値抑制つまみが豊富！

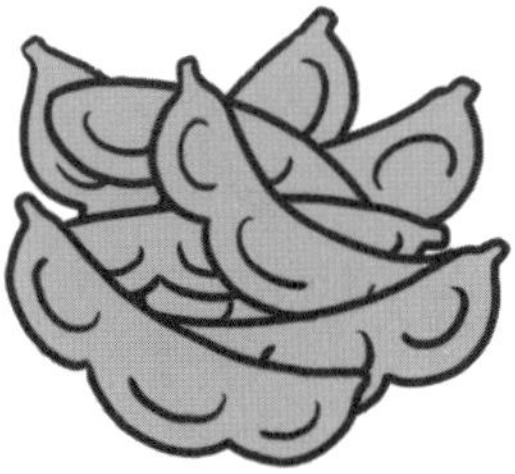

枝豆

文句なしのつまみの王道。腸内環境を整える作用のある食物繊維の他、糖質などを分解してエネルギーに変えるビタミンB、タンパク質も豊富。ただし、カリウムによる利尿作用も高く、カロリーもやや高めなので食べすぎには注意したい。

ししゃも

高タンパクで低糖質。血液をサラサラにする効果があり、脂の中でも体によいオメガ3脂肪酸が豊富。丸ごと頭から食べられるので、栄養をムダなく摂ることができる。焼いたものはトレーごと電子レンジで温められる手軽さも魅力。サバや鮭などその他の焼き魚もオススメ。

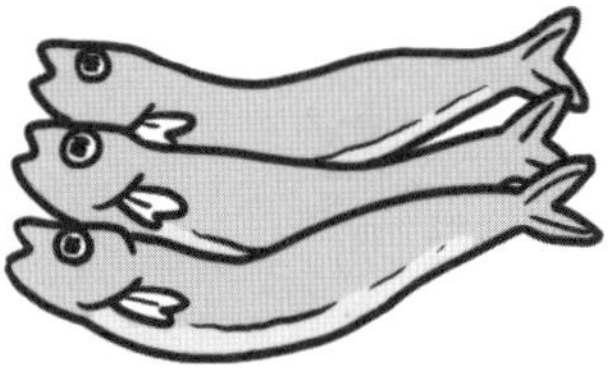

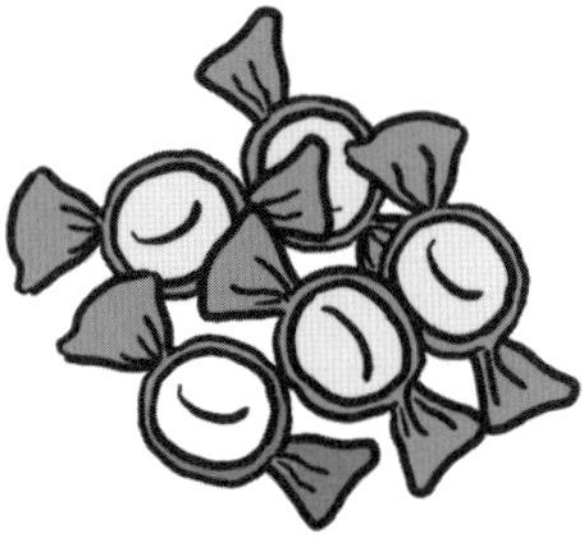

ひと口チーズ

タンパク質が豊富でビタミンAで粘膜を保護。免疫を高めてくれる効果がある。クセがなく普段あまりチーズを食べない人でも食べやすい味わいのものが多く、個包装なので、持ち運びもでき、外出先でのおやつにも。冷蔵庫に常備しておくと◎。

ZUBORA

食事 10

太りにくい食習慣は引き算ではなく割り算で考える

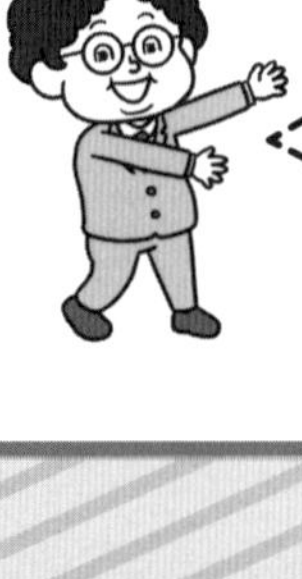

1日に必要な栄養とカロリーを知って
食事を抜く引き算ではなく
食事を分ける割り算で考えます。

太りやすい食習慣は朝食抜きと22時以降の夕食

食べるもののセレクトのほか、食べる時間や食べ方も重要な要素。**血糖値が急に上がったり、下がったりしないように、食事の間隔はあまりあけないほうがいい**のです。カロリーの摂取量を減らそうと朝食を抜くのは論外。毎日夜12時に寝て朝7時に起き、12時にお昼ごはんを食べる人の場合、12時間以上も食事の間隔があくことになってしまいます。すると、ランチの後に急激に血糖値が上がることで、太りやすい体質になってしまいます。

夜10時以降に食べるのも避けたいところ。**脂肪の合成を促進する肥満ホルモン（BMAL1）は夜10時～深夜2時に最も多く分泌するため、この時間に食べると脂肪として体に蓄積しやすくなる**のです。逆に分泌が少ないのは午前10時から夕方6時。この時間に食べたものは、エネルギーとして消費され、体に蓄積しにくい傾向があります。さらに、血糖値が乱降下しないようにするには、ちょこちょこ食べること。3回の食事の量を変えずに5回に分けて食べる「分食」がオススメ。朝は卵かけごはん、昼は焼き魚定食、おやつにナッツ、夕方におにぎり1個、夜は主食抜きでおかずだけを食べるといったように、総量を変えずに分けて食べることで、血糖値の急上昇を防ぐことができます。

私の体験談1

夜型生活の甘い誘惑に打ち勝つ 緑茶コーヒーの実力

R.Sさん　48歳　会社員

深夜のおやつで血糖値が上昇

スキルアップのための資格取得をめざし、毎日深夜まで勉強をする日々を送っていました。夕食を早めに終えているので夜中にどうしてもお腹が減り、夜食を食べたり甘い缶コーヒーを飲むことも。そうした生活を続けていたところ健康診断で糖尿病の疑いがあると言われ、体質改善を決意。朝型の生活にシフトし、甘い缶コーヒーを緑茶コーヒーに変え、夜は早めに寝るよう心がけました。

ヘモグロビンA1c値の変化

2019年3月19日　**7.9％** → 2019年12月20日　**6.9％**

ズボラドクターのカルテ

甘い缶コーヒーは血糖値スパイクを招くので要注意

目を覚ますためにブラックコーヒーを飲むのならいいのですが、甘い缶コーヒーは糖質の塊。脂肪を溜め込みやすい深夜に飲むと脂肪として蓄えられるばかりか血糖値の乱降下を引き起こしてしまいます。緑茶コーヒーに変えたのはとてもいいですね。

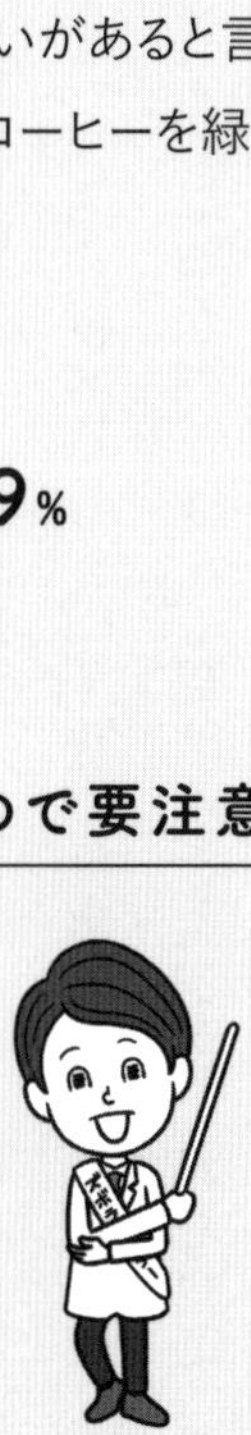

第3章

ズボラな人でもラクラク

血糖値が下がる運動

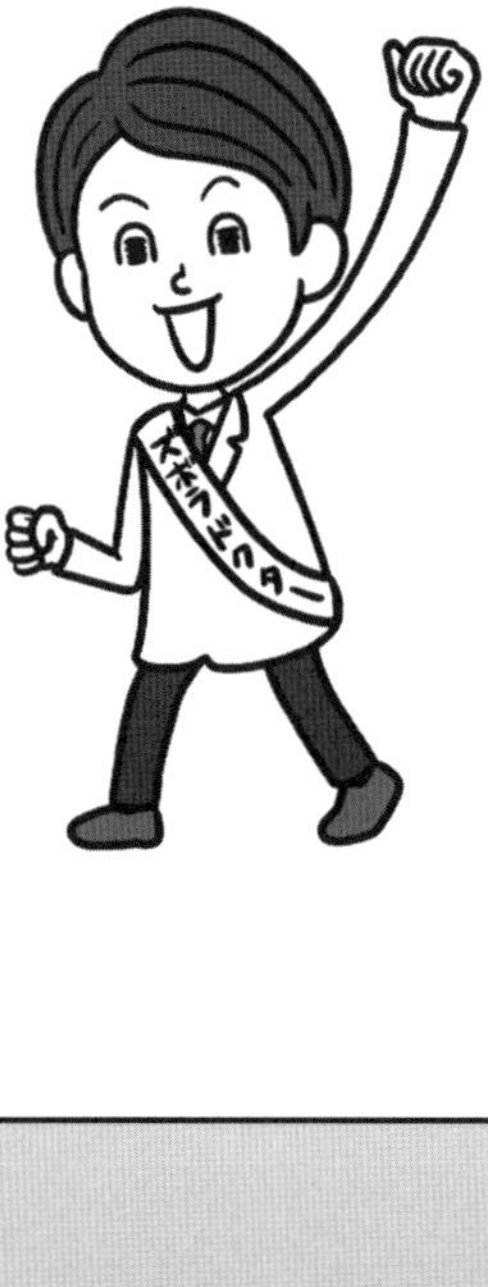

「ハードな運動なんてムリ！」
そんなズボラさんにオススメなのが、
普段の生活の中で行える
「ながら運動法」。
仕事をしながら、テレビを見ながら
楽しく体を動かして
血糖値をコントロール！

運動 1

肩こりは血流悪化のサイン **タオルストレッチ**で血液をサラサラに改善

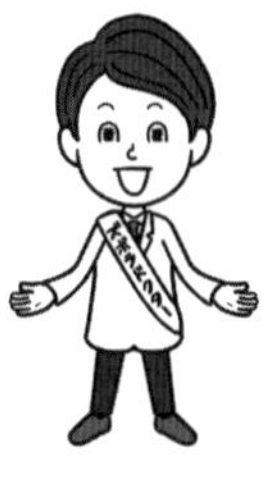

どんなストレッチも2日と続かない
そんなズボラさんにこそ
オススメのストレッチです。

砂糖水のような血液は肩こりの原因に

最近肩こりがひどいと感じたら、それは血糖値が高くなっているサインかもしれません。**糖尿病の人は、血液中にブドウ糖が過剰に存在して砂糖水のような状態**になっています。こうした状態を放置しておくと、血液がドロドロになって血行が悪くなり、肩こりを引き起こしやすくなるのです。

特に長時間イスに座っていることが多い、オフィスワーカーの人は注意が必要です。座った姿勢が長く続くと、重力に従って下がった血流が下半身で滞り、全身の血行が悪くなることで肩こりを悪化させてしまいます。さらに、運動不足も血流の悪化を招く最大原因。仕事が忙しくて運動をする時間もなく、パソコンと向き合ってばかりいると、肩こりはひどくなっていく一方です。

そこで肩こりの解消や予防に有効なのが、自宅で簡単にできるストレッチ。血流が悪化するのを防いで、血液をサラサラに改善していきます。また、体を動かすことは気分転換にもなるので、ストレスが原因の肩こりにも効果的です。日々の生活にストレッチを取り入れて、心と体の両方からケアしていきましょう。

1日10分のタオルストレッチが血管の健康を改善

肩こり解消に効果が期待できるのが、血液の流れをスムーズに促すタオルストレッチ。アメリカの心臓学会でも効果が認められている「ハンドグリップ法」を、専用器具を使わずタオル1枚でできる方法にアレンジしたもので、フェイスタオルさえあれば、いつでもどこでも手軽に行えるストレッチです。

やり方は簡単。くるくるとゆるめに巻いて棒状にしたタオルを、握ったり、力をゆるめたりするだけ。力を入れて血流を抑えてから、力をゆるめて血流を解放すると、血管の収縮と拡張が行われ、血の巡りがよくなります。また、血流の刺激によって血管内皮細胞からNO（一酸化窒素）が大量に分泌されるため、全身の血管がやわらかくしなやかになり、血圧の低下につなげることもできます。

ストレッチのポイントは、タオルを握るときは最大握力の3割くらいの力で行うこと。時間にして1日10分、効果を得るためには週に3日以上続けましょう。4週間毎日続けると、血圧が平均で10％下がったという臨床データもあります。血糖値が高く血流が悪いと動脈硬化などを引き起こす危険もあるので、タオルストレッチで血行を促進させましょう。

タオルストレッチのやり方

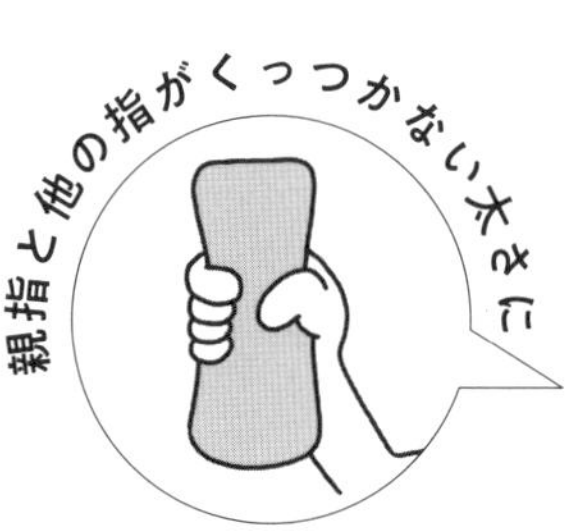

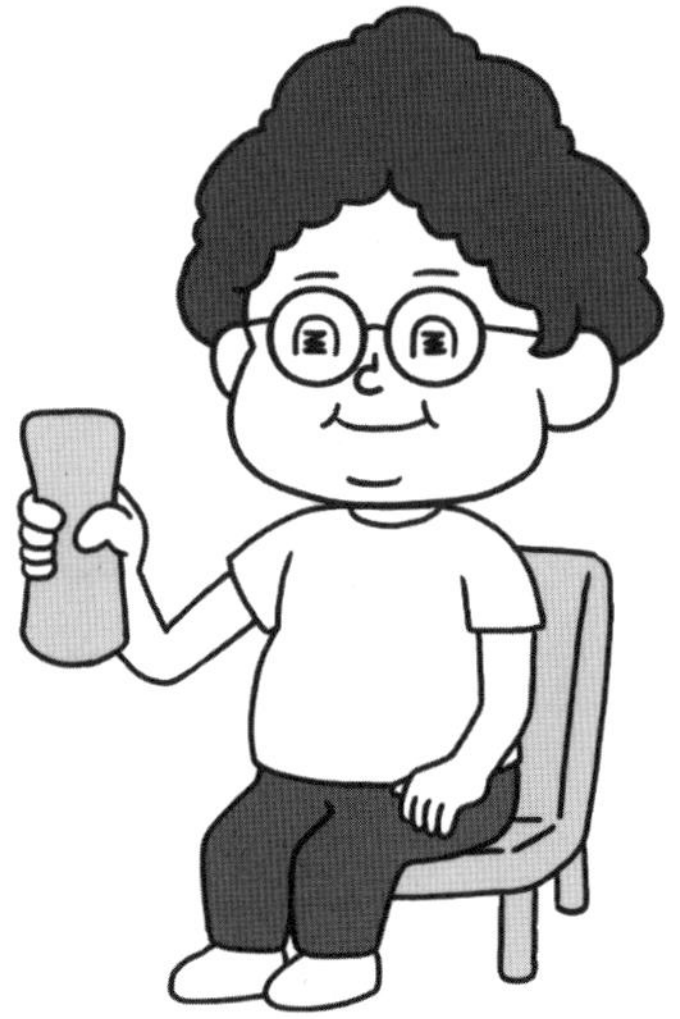

1　タオルをくるくると棒状に巻いて、手でギュッと握ったら2分間キープ。

2　手の力を抜いたまま1分間休憩。この動作を左右2回ずつ行う。

握っているときの血管（イメージ）

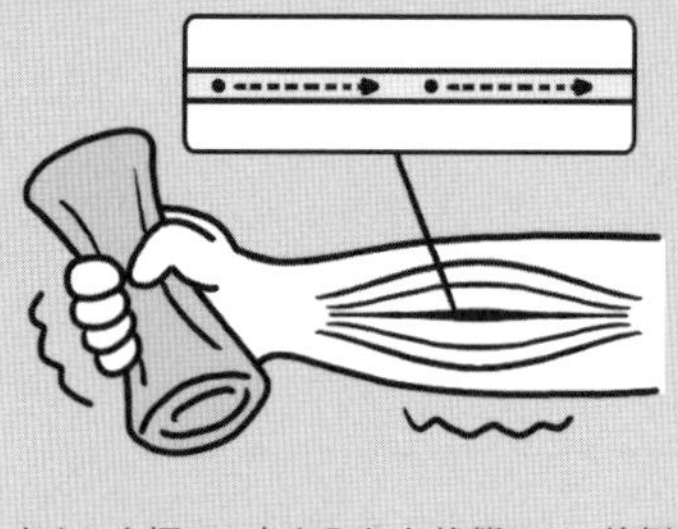

タオルを握って力を入れた状態では、前側の腕の筋肉が縮んで血管が圧迫されるため、血流は低下する。

ゆるめたときの血管（イメージ）

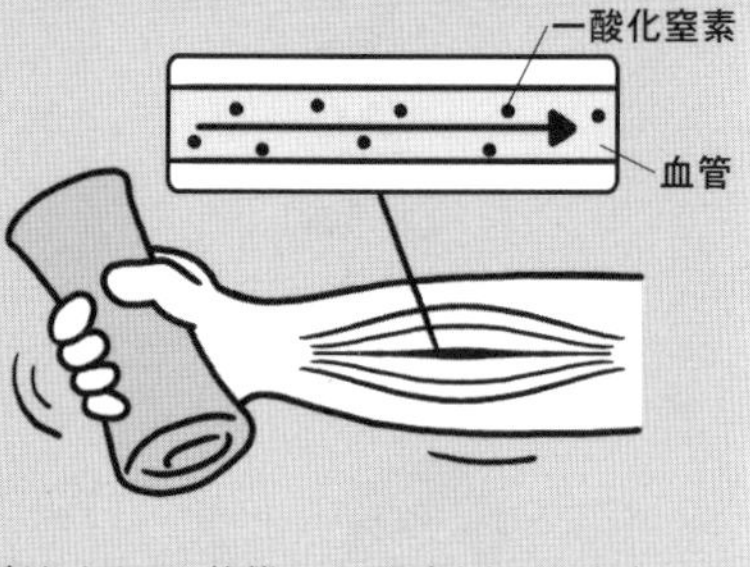

力をゆるめた状態では、圧迫されていた血管が解放されて血流がもとに戻り、血圧が低下する。

運動 2

集中のしすぎと背中合わせのストレス増加は背筋を伸ばして発散

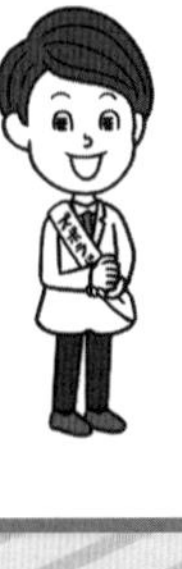

スマホやパソコンに集中すると
猫背、緊張、浅い呼吸などで
筋肉がかたまり血行も滞ります。

筋肉をほぐし、ストレスを発散し、食欲も抑制

肩がこる、疲れが取れない、イライラが止まらない……。その症状、自律神経の乱れが原因かもしれません。自律神経には、体が活動的になるときや緊張時に活発に働く「交感神経」と、体がリラックスしたときや睡眠時に活発に働く「副交感神経」があります。健康のためには、交感神経と副交感神経をバランスよく働かせることが大事ですが、**仕事に集中して日々忙しく働いていると、交感神経ばかりが優位になって緊張した状態が続き、心と体に大きなストレスがかかります。**たまったストレスを発散させるために暴飲暴食に走りやすいので、気づいたら太っていたということにもなりかねません。

ストレス軽減には副交感神経を優位にすることが重要です。仕事の合間には、ストレッチを行って心身ともにリラックス。1時間に1度は首や肩をまわしたり、腰や腕を伸ばしたりして筋肉をほぐすよう心がけましょう。**背筋を伸ばして姿勢をよくすると、食欲を抑制する効果のあるセロトニンが分泌され、ストレスにも強くなることがわかっています。**ストレスを感じたら背筋を伸ばして胸を張り、腹式呼吸でゆっくり深呼吸を。副交感神経が優位になり、自然とリラックスすることができます。

運動 3

1日30回の「かかと落とし」で骨ホルモンを活性化

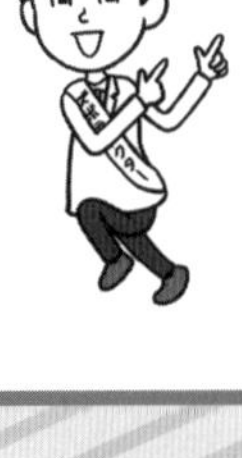

かかと上げ下げ運動は
骨ホルモンの活性化に加え
足に下降し溜まった血液の
循環も促します。

世界の研究者が注目する骨ホルモンの働き

みなさんホルモンというと、何ホルモンを想像しますか？　これまで紹介したセロトニンや、やる気を出すアドレナリンなどは有名ですが、実はホルモンは全身のさまざまな臓器で作り出され、現在わかっているだけでも体の中には100種類以上のホルモンが見つかっています。最新の研究では、骨もホルモンを放出しており、若さや健康に関わりがあるとして世界中の研究者が注目しています。その骨が放出するホルモンのひとつに「オステオポンチン」があります。骨を形成する骨《こつ》芽《が》細胞から出されるオステオポンチンは、全身の免疫力強化に働きかけるホルモン。また、骨芽細胞から出される別のホルモンに「オステオカルシン」があります。これまでの研究で、この骨ホルモンが少ない人は血糖値が高い傾向にあることが明らかになりました。詳しいことはまだ解明されていませんが、**オステオカルシンはインスリン分泌を促進し、全身の糖代謝をコントロールしているため、このホルモンの分泌が低下すると、高血糖になりやすいと考えられます。**

骨ホルモンは、刺激を与えることで活性化することがわかっています。これから紹介する〝骨活〟で、高血糖を予防・改善しましょう。

かかと上げ下げ運動は何かをしながらでもOK

骨活の第一歩としてオススメしたいのが、「かかと落とし」です。骨は活発に代謝する臓器であり、古い骨から新しい骨へと絶えず生まれ変わっています。かかと落としによって**かかとの骨に刺激を与えると、骨ホルモンが分泌されます**。骨代謝が促進されて、骨密度アップにつながります。骨は力や重みがかからないと、どんどん弱まっていく性質があります。骨を強くするためには骨に負荷をかけることが重要であり、それには小さな衝撃を与える、かかと落としが有効なのです。

かかと落としのやり方はいたってカンタン。姿勢をよくして全身で大きく伸び上がり、一気にかかとを落とします。ひざに不安のある方や高齢の方は、無理をせずイスに座って行うようにしてください。1日30回を目標にしましょう。

かかと落としを毎日行うことで、高血糖の予防・改善はもちろんのこと、骨がスカスカになってもろくなる骨粗しょう症や閉経後の更年期障害、骨折の予防にも効果が期待できます。高齢者にとって骨折は寝たきりにつながる深刻な問題です。日々のライフスタイルに合わせて、ぜひ習慣化しましょう。

どこでもできる“ながら”かかと上げ下げ運動

テレビを見ながら

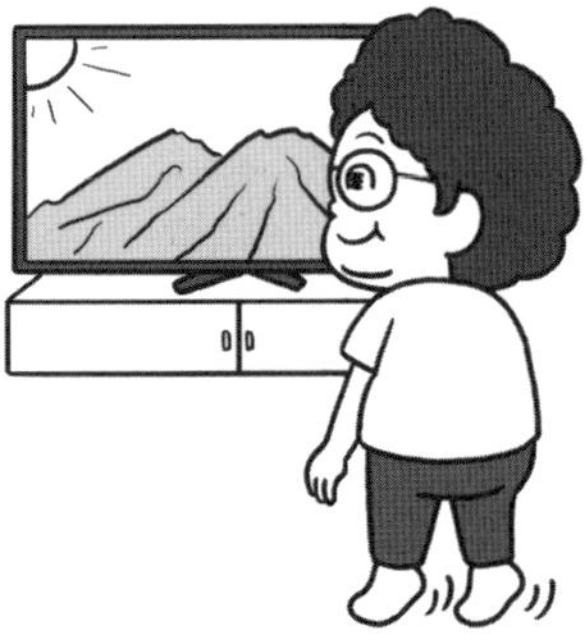

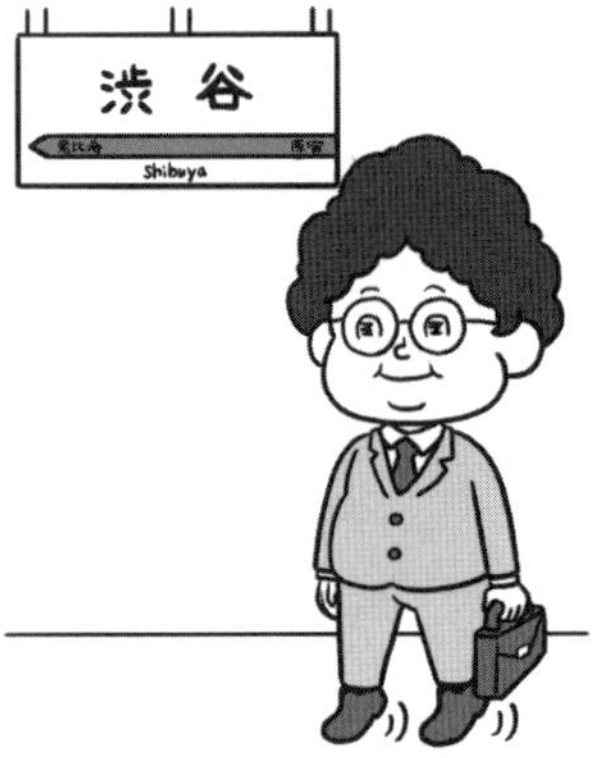

駅で電車を待ちながら

歯を磨きながら

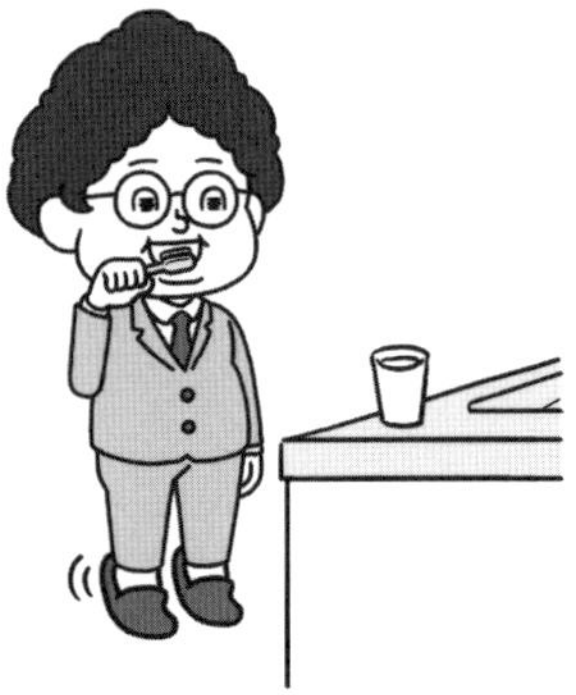

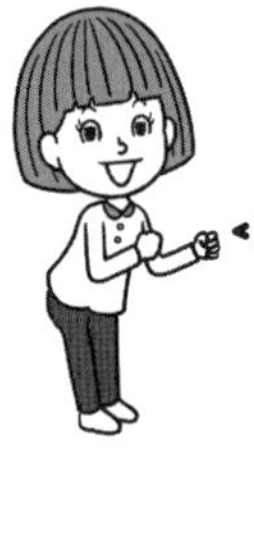

どんなシチュエーションでも
実践できるので、日常生活の
隙間時間に取り込みましょう。

運動 4

ひも一本で効果バツグン！ポッコリお腹の撃退法

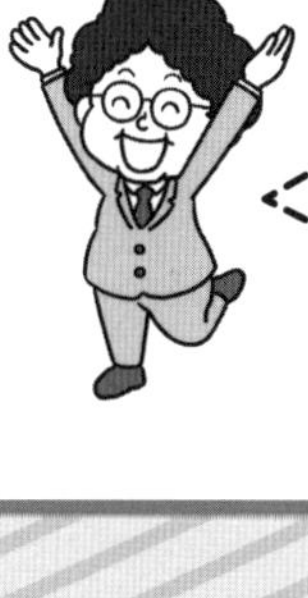

プヨプヨお腹は皮下脂肪
ポッコリお腹は内臓脂肪
腹部の出っ張りは注意信号です。

「この線から太ったらいけないよ」とお腹に警告

お腹がぽっこりと出てきたら、内臓脂肪が増えてきたサインかもしれません。内臓脂肪は、お腹の内臓まわりに蓄積された脂肪のこと。内臓脂肪が多くなると、糖尿病、高血圧症、脂質異常症などの生活習慣病を引き起こしやすくなるので注意が必要です。

内臓脂肪を減らすには、有酸素運動が効果的。とはいえ「運動する時間がない！」という人も多いでしょう。そこで、オススメなのが、お腹にひもを巻くダイエット方法。軽く**お腹をへこませたら、おへその高さに伸縮性のない麻ひもなどを巻くだけ**。いつでもどこでも手軽にできるダイエットです。注意点として、ひもが肌に当たってかぶれないように、直接お腹には巻かないようにしましょう。自然とお腹に力が入るので、腹筋が鍛えられお腹まわりがすっきり引き締まります。また、ひもがお腹に食い込むので、食べすぎを防ぐことができ、自然と食欲を抑える効果もあります。

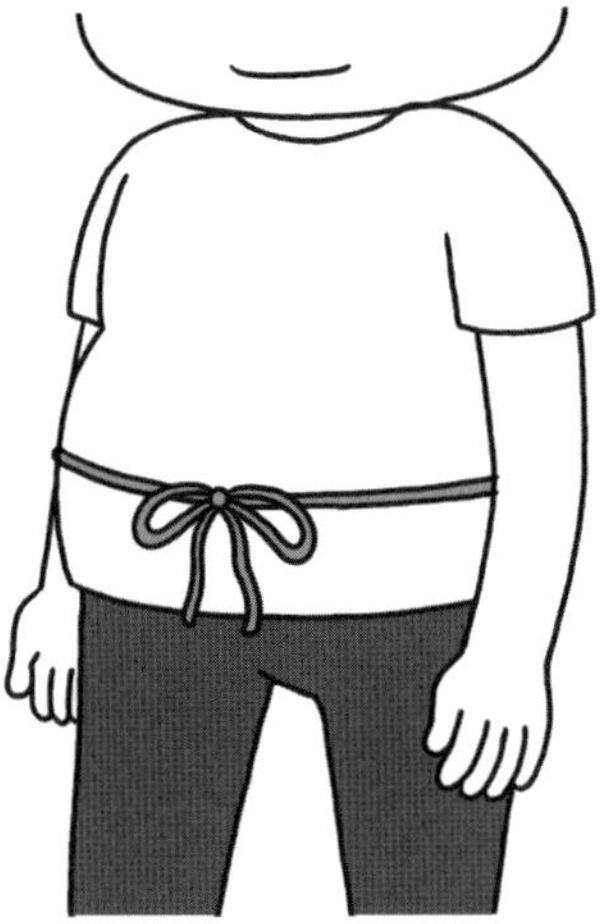

運動 5

食べすぎた翌日は「メリハリ歩き」で体をリセット

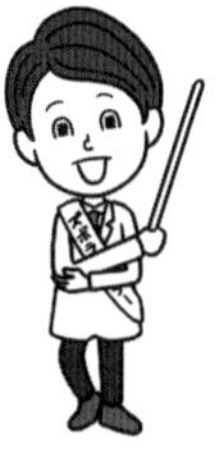

目的は血流を改善すること
体が悲鳴を上げるほどの運動は
しなくても効果が期待できます。

食べすぎた翌日のちょいキツ運動が血糖値を抑制

食べ過ぎてしまった後は、ヤケになってそのまま過食を続けてしまう人も少なくありません。一度の過ちならいくらでもリカバリーできるので、くよくよ後悔する前に、気持ちと体をリセットしてしまいましょう！

リセットする方法で私が推奨しているのは、食べすぎた翌日は少しだけキツめの運動をするというルールを設けること。キツめといっても、ハードなトレーニングをする必要はありません。ややキツいと感じるくらいで、無理のない範囲で行える運動でよいのです。たとえば、食後にするウォーキングの距離をいつもより長くするとか、できるだけ速いペースで歩くなどでＯＫ！　意識して通常よりも少しだけ負荷をかけた運動をしてみましょう。外出できない場合は、自宅で念入りにストレッチや体操を行うだけでも効果があります。

また、運動をすると脳内で精神を安定させる働きのある神経伝達物質セロトニンが分泌されるため、ストレス解消にも効果があることがわかっています。**人は脳だけが疲れている状態に最もストレスを感じます。頭が疲れていると感じたら、意識して体を動かして脳疲労によるストレスを解消しましょう。**

短時間で効果抜群「メリハリ歩き」

どれほど長い時間、長距離のウォーキングをしても、だらだらと歩いていてはよい効果は得られません。そこで、試してみてほしいのが3分間の普通歩きと早歩きをくり返し行う「メリハリ歩き」。いかに効果的に歩くかを追求したメリハリ歩きは、少しキツいのが特徴ですが、1日30分行うだけで1時間のウォーキングに勝るともいわれています。

ややキツいと感じる速度での早歩きと、通常歩く速度での普通歩きを3分ごとにくり返すのがメリハリ歩きです。**3分間の早歩きで、筋肉に負荷をかけて筋力をアップさせ、3分間の普通歩きで、血液中に増える乳酸を流し疲労を回復させる**のです。このくり返しによって筋力や持久力を無理なく向上させて、消費エネルギーを高めます。さらに、血圧や血糖値、血中脂肪の低下などの効果も期待できます。目安は1日30分。3分×2パターンを5セットくり返すのが理想ですが、最初はこれより少ない時間からでもOKです。

早歩きは背筋を伸ばしてやや大股に足を踏み出したら、後ろ足のつま先で蹴り出しながら体重を前に移動させます。前足に体重が乗ったら、後ろ足を前へ踏み出してかかとから着地。左右に体をゆらさないように注意して、リズムを保って歩くようにしましょう。

メリハリ歩きのやり方

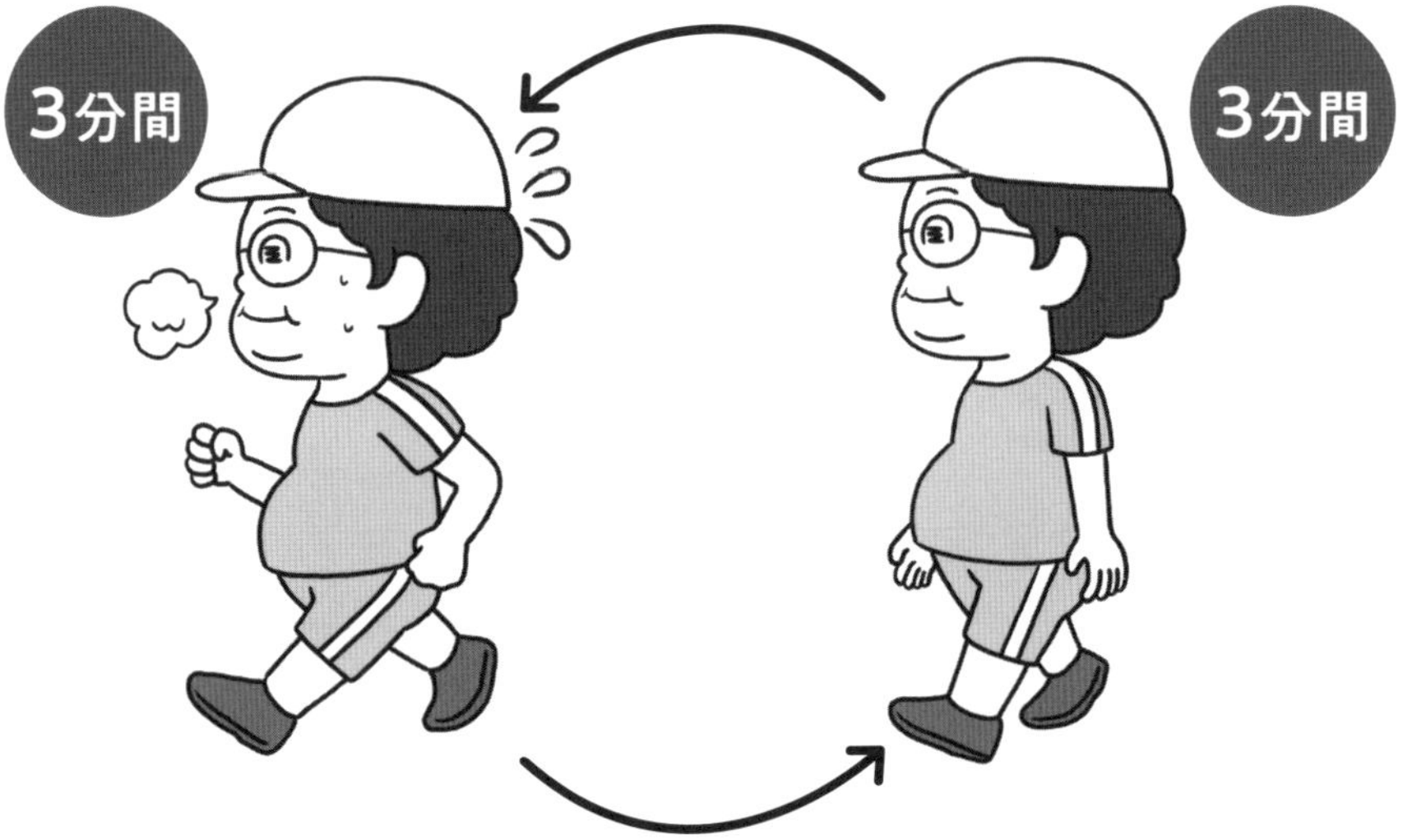

早歩き

手を軽く握ってひじは90度くらいに曲げ、腕を大きく振りながら、歩幅を広げてできるだけ速く歩く。

普通歩き

背筋が伸びていることを意識して視線は真っすぐ前に向ける。無理のない自然な歩幅と呼吸を保ちながら歩く。

Point!

- ☑ 頭上から糸で吊るされているような意識で背筋を伸ばす
- ☑ 早歩きは3分で300mを基準にできるだけ速度を上げる
- ☑ 普通歩きと早歩きを1セットとして5セットを目安にくり返す

運動 6

食べすぎたランチの食後10分以内はブドウ糖のリセットタイム

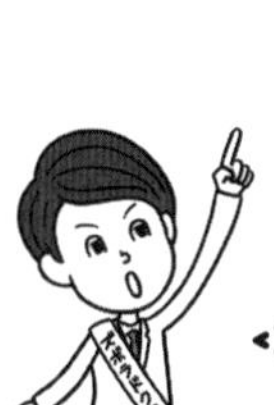

お腹がいっぱいだと眠くなるのは
胃腸に血流が集中し脳の血流が
低下するためです。

余分な糖は食後10分間歩くだけでも消費できる

血糖値を改善するためには、適度な運動が重要です。では、どのような運動をどのくらい、いつ行えばよいのでしょうか？　実はポイントとなるのは、運動する内容や運動量よりも、運動を行うタイミング。血糖値が上がる前に運動をすればよいのです。

糖質の多い食事をすると血糖値が急激に上がり、通常は1時間後にピークを迎えます。**しかし、食べてから10分以内に運動をすると、インスリンが分泌される前にブドウ糖がエネルギー源として使われるため、血糖値の上昇が緩やかになることがわかっています。「血糖値が急激に上がる＝太る」ので、ダイエットにも有効といえるでしょう。**

毎食行うのが理想ですが、それはさすがに難しいので、糖質を摂りすぎたときだけでもOKです。ウォーキングやエアロバイクなどの有酸素運動を筋トレと合わせて行うのが最も効果的ですが、大事なのはタイミングと無理なく続けることなので、食後に10分歩くだけでも効果はあります。外出できないときは、自宅でストレッチをするだけでも十分。夜遅くにスイーツを食べてしまったときなど、この方法でリセットしましょう。食後すぐ寝るのはもってのほか、牛でなく豚になる原因ですよ。

運動 7

7秒かけてゆっくり座れば筋力アップ！代謝もアップ！

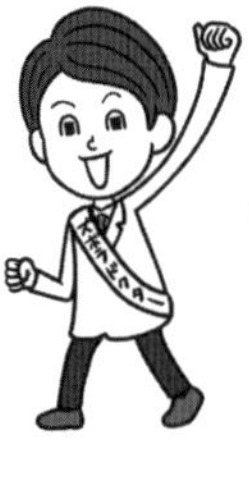

ズボラさんは運動を意識しない
「ながら」ストレッチが大好き。
いろんな「ながら」を見つけましょう！

1日10回、2日に1度、ただ座るだけで効果抜群

私が実践している究極のながら運動が、「7秒座り」。普段の生活で何げなく行っている「座る」という動作に軽い負荷をかけて行うスクワットです。「座る」「立ち上がる」という動作は1日に何度も行うものなので、この7秒座りを習慣にするだけで、実は想像以上のトレーニング効果が期待できるのです。

7秒座りのやり方はとてもカンタン。**7秒かけてゆっくりとイスに腰かけて、1秒でさっと立ち上がります。**イスを使ったスクワットと考えてください。腰を下ろした先にイスがあるので尻もちをつく心配もなく、高齢の方でも安心して行うことができます。

また、誰しもほぼ毎日行っている動作なので、会社でも自宅でも負担を感じず日常生活に取り入れやすいのも特徴です。特別な道具やスペースも必要ありません。1日10回を目安として、2日に1度行ってください。2日に1度とするのは、負荷で傷んだ筋肉を修復する時間を作り、筋肉を効果的に増やすためです。続けることで太ももやお尻、ふくらはぎなど下半身の筋肉が鍛えられ、筋肉量がアップするため、消費カロリーもアップ。基礎代謝も高まるので痩せやすい体になります。

やってみよう!

7秒座り

「7秒座り」は7秒かけてイスに座り、1秒で立ち上がるエクササイズ。
日常動作に負荷をかけることで代謝が上がり、
消費カロリーを増やすことができます。

1
イスの前に立つ

両足は肩幅よりやや広め、つま先はやや外向きにして、かかとに重心をおき、背筋を伸ばす。

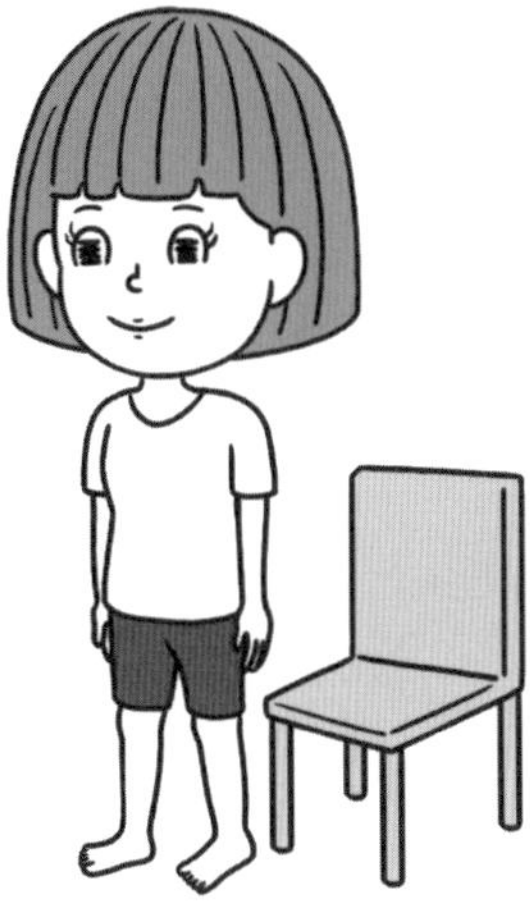

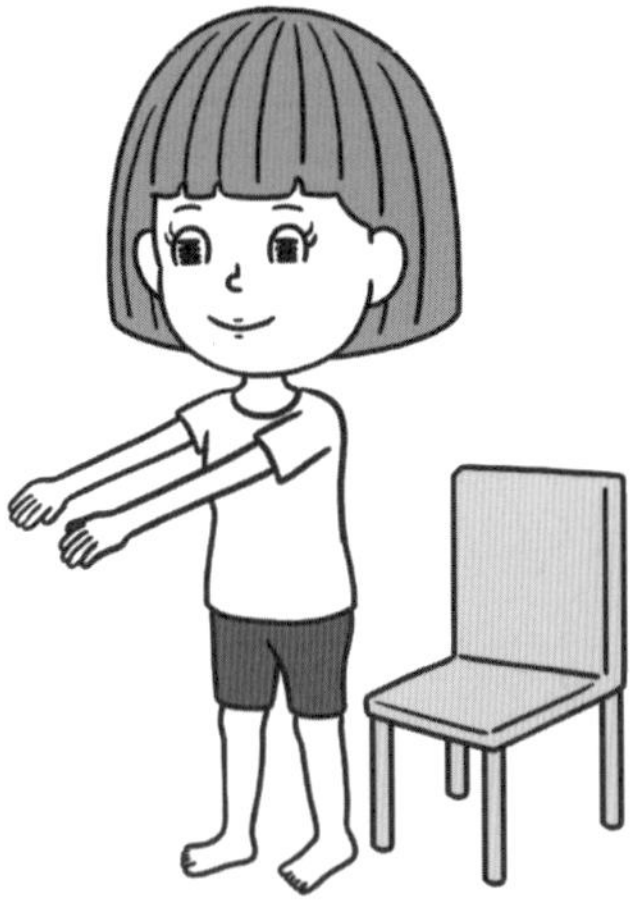

2
両腕と背筋を伸ばす

両腕を肩の高さまで上げ、手のひらは下向きにする。目線は正面に向けて背筋を伸ばす。

3

7つ数えながら座る

上体をまっすぐ伸ばして7つ数えながら、ゆっくりと下半身に負荷をかけるように座る。

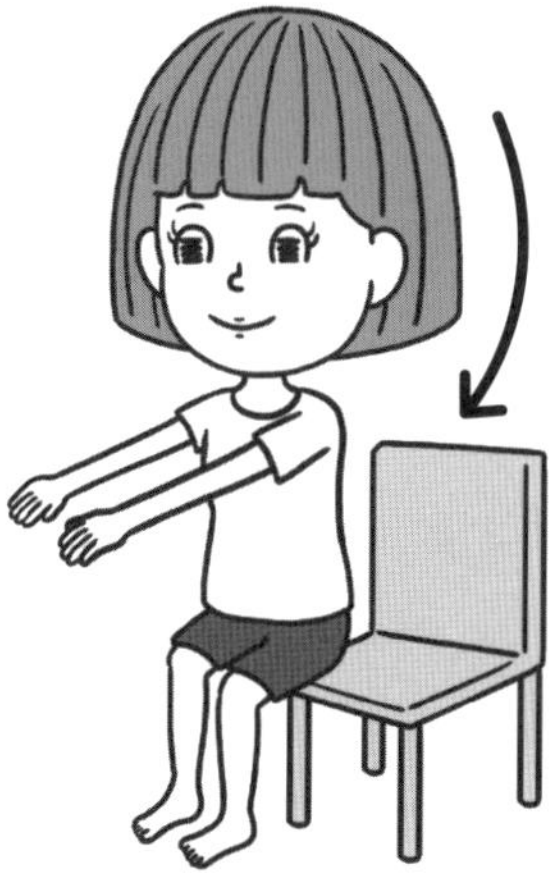

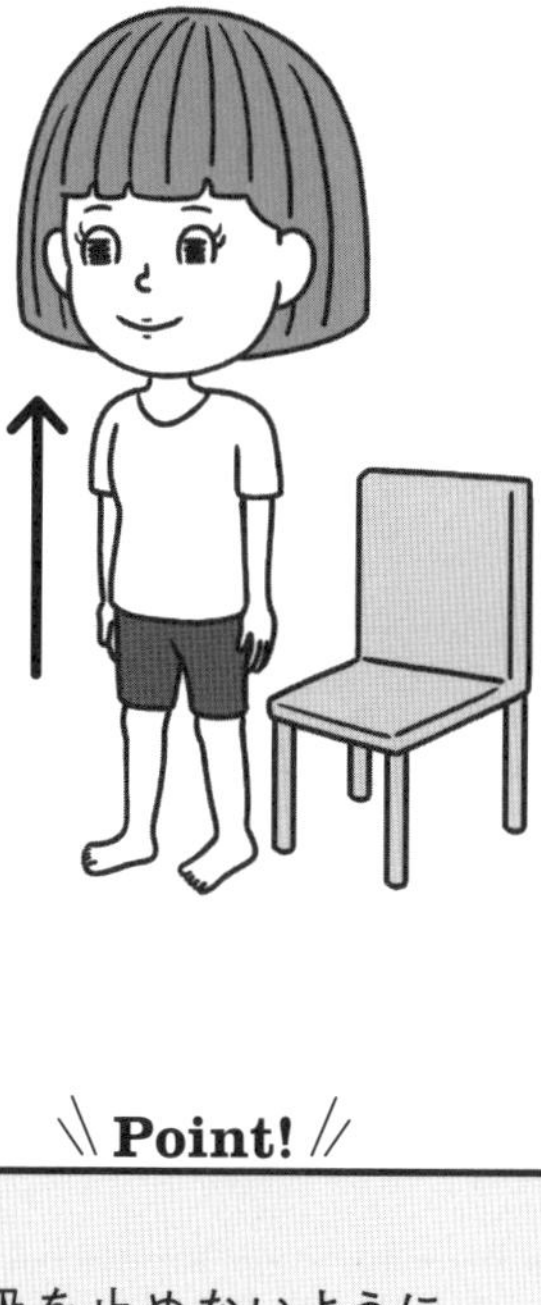

4

1秒で立ち上がる

イスの座面の前側1／3ほどにお尻がついたら1秒で立ち上がる。この動作をくり返す。

Point!

呼吸を止めないように、声に出してカウントしましょう！

NG!

キャスター付きやバランスの悪いイスは危険なので使用しない

運動 8

テレビを見ながら**手足をぶらぶら**するだけで血糖値がぐんぐん改善

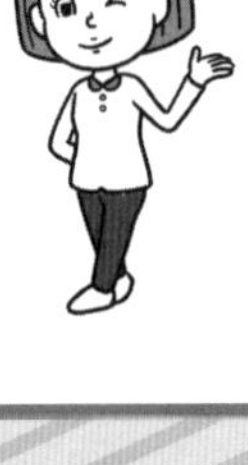

運動を始めようと思っても
始まらないのがズボラさんです。
いつもやっていることを
運動にしちゃいましょう！

1日30分の有酸素運動は朝昼晩の合計でもOK

血糖値の上昇を抑えるにはウォーキングなどの有酸素運動が有効ですが、毎日続けるとなるとなかなかハードルが高いもの。有酸素運動は無酸素運動に比べて時間がかかるので、忙しくてできない、または頑張るのが苦手という人もいるでしょう。そんな人にピッタリなのが、「手足ぶらぶら体操」です。

では、やり方を説明しましょう。姿勢を正して立ち、肩の力を抜きます。**肩を前後に揺らして腕をぶらぶらと大きく振りながら、その場で60秒間、ジョギングをするように足踏みをします。次に30秒間、肩を揺らさずウォーキングするように足踏みを。**この動作を3回くり返して1セット。朝・昼・晩と3セット行いましょう。

この手足ぶらぶら体操は、1セット約5分で10分ウォーキングをするのと同様の有酸素運動になります。朝・昼・晩と3セット行えば、1日30分のウォーキングと同じです。つまり、ウォーキングの半分の時間で同等の効果が得られるというわけです。いつでもどこでもできるのが魅力。食後すぐに行うと、食後血糖値の上昇を抑えることにもつながります。次ページでは、これ以外でオススメのながら運動を紹介します。

やってみよう!

イスに座って足蹴り

座ったまま空気を蹴るように足を蹴り出すエクササイズです。
テレビを見ながら手軽に運動不足を解消！
下半身の筋肉量アップで血糖値の上昇を抑制できます。

1 イスに座り足を蹴り出す

イスに深く腰かけて背筋を伸ばし、ひざは90度に曲げる。ひざから下を前に伸ばしながらかかとを押し出して空気を蹴る。左右交互に行う。

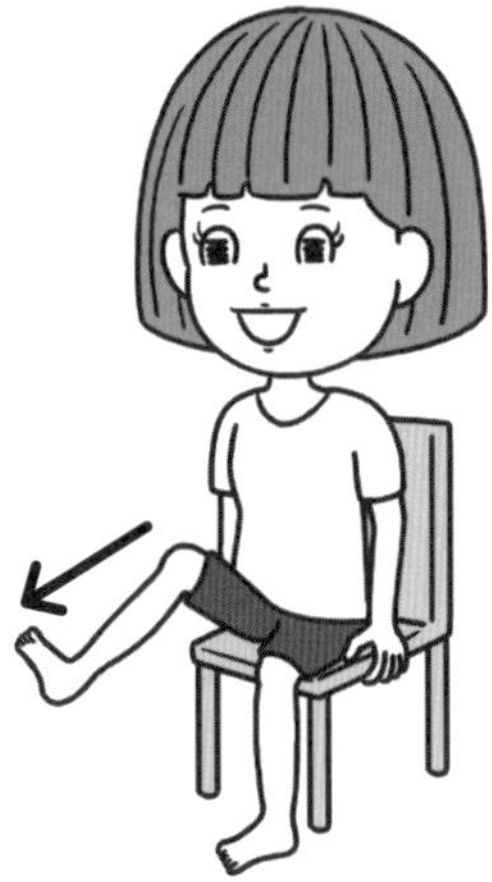

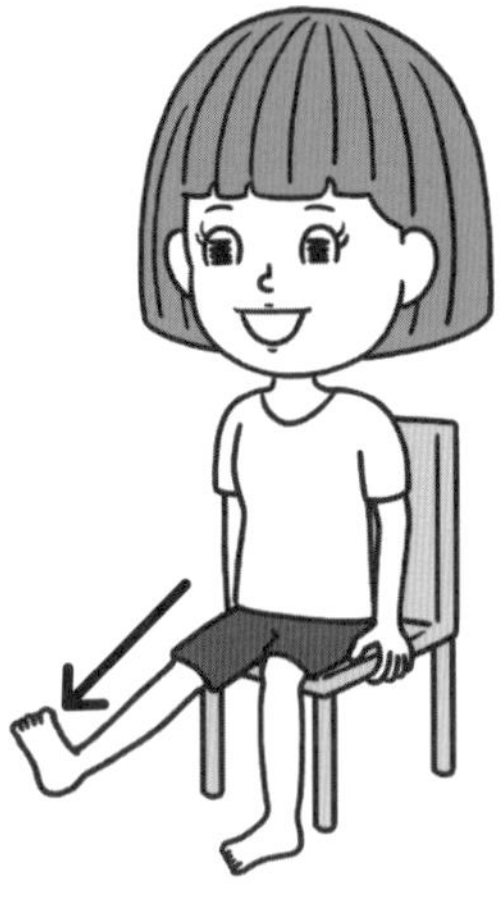

2 斜め前など角度を変える

足を開いても痛みがなければ、斜め前や横方向にも足を蹴り出す。角度を変えて左右交互に蹴りながら5分間続ける。

やってみよう!

階段昇降

文字どおり階段を上り下りする運動です。階段があれば道具は不要。
もちろん市販のステップ台を使ってもOK。
足腰の弱い人は手すりにつかまりながら行いましょう。

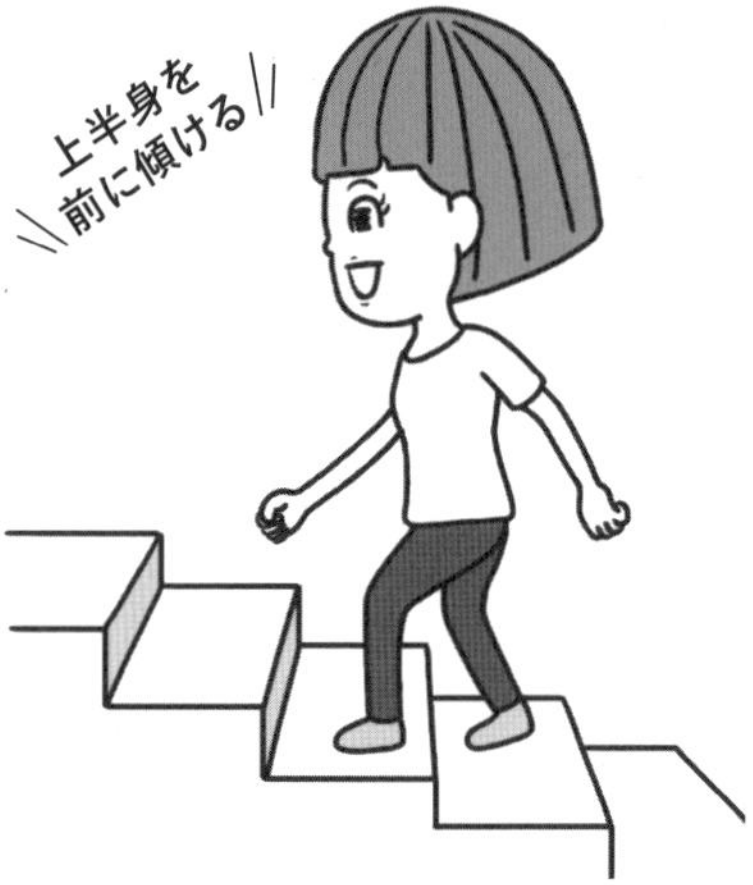

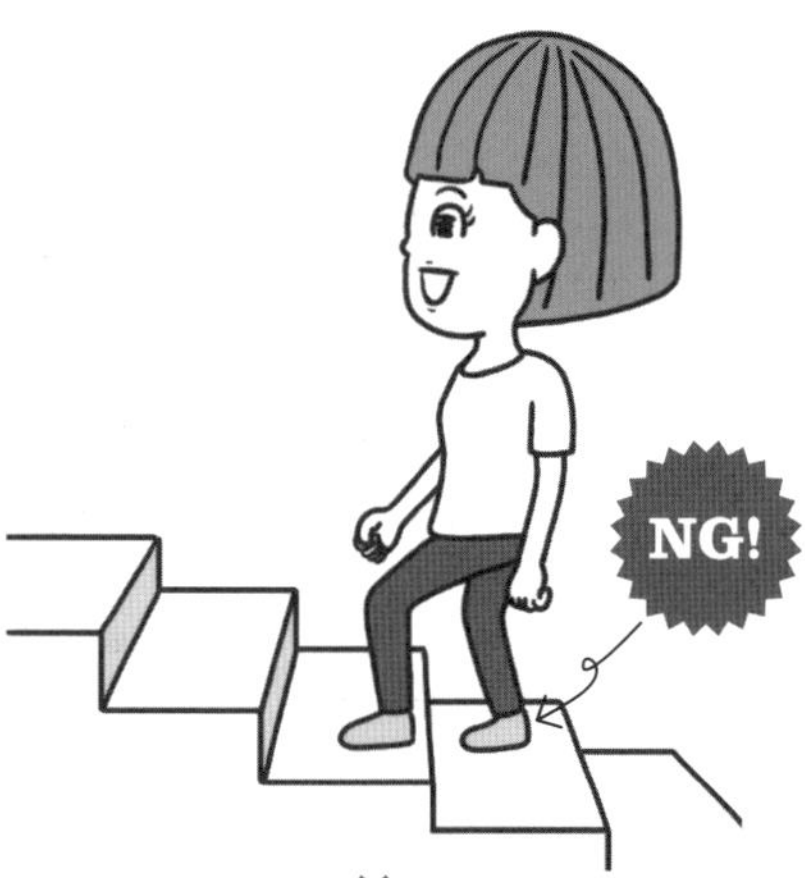

Point!

有酸素運動と筋力トレーニング両方の効果があるのが最大のメリット!

NG!

上りは上体が後ろ足に残らないように、下りはかかとから着地しない。

1 足の動きに腕の振りを合わせ、上半身をやや前に傾け片足を出して上る。
2 お尻と太ももの両方の筋肉で重心を高く押し上げて着地する。
3 ひざを十分に曲げてから重心を下げて片足をおろす。
4 つま先→足裏→かかとの順で柔らかく着地する。

運動 9

仕事中も足の筋力をアップ！デスクでできる隠しながら運動

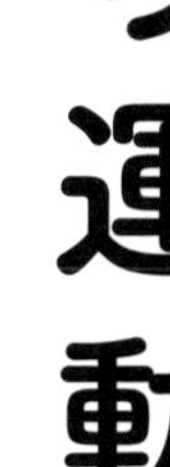

座りながらの足の上げ下げだけでも
ふくらはぎの筋肉を使った
トレーニング効果が期待できます。

座りすぎのデメリットをメリットに変える技

糖尿病の予防には筋肉を強化することが大事です。とくに下半身は全身の約60～70％の筋肉が集まっているため、太ももやふくらはぎといった足の筋肉を鍛えると効率よく筋肉量を増やすことができます。また、筋肉は鍛えると少しずつ若返っていくこともわかっています。しかし、残念なことに20～30代をピークに筋肉は減少し老化していきます。自分はまだ大丈夫と思わず、筋肉をキープすることが大切。**糖尿病対策にも、若さを保つためにも、足の筋肉をトレーニングで鍛えることが重要です。**

ところで、日本人は1日のうちで座っている時間が世界一長いそうです。人間は動くことで筋肉が活性化し全身の血液の流れがスムーズに行われます。そのため、座りすぎると血流が悪くなり、血管に関わるさまざまな病気を引き起こす原因にもなります。また、肥満気味の人ほど座っている時間が長いという研究結果もあります。とはいえ、会社で勤務中にいきなり立ち上がって筋トレをすることもできませんね。そこで、デスクワーク中でも、座ったままデスクの下でできるカンタンなトレーニングを紹介しましょう。座りっぱなしの状態をリセットして、滞りがちな血流を改善させることができます。

やってみよう!

座ったままトレーニング

デスクワークが続いたときにぜひ試してほしいトレーニング。
座ったままで筋肉を鍛えて血流を促進します。
テレビを見ながらできるので自宅でも無理なく続けられます。

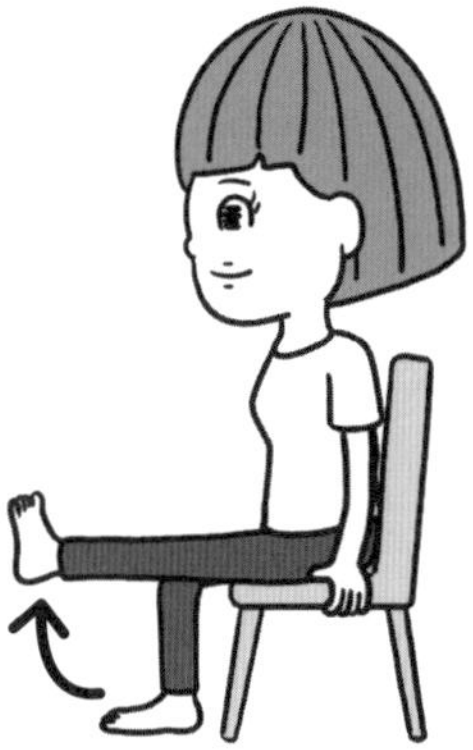

1
足の上げ下げ

イスに座り両手はお尻の後ろあたりで座面を持ち、片足だけを足のつけ根から3秒間かけてゆっくり上げ、3秒間でゆっくり下げる。この動作を左右10回くり返す。

2
つま先伸ばし

イスに座り片足をイスの横側に出す。つま先を立てて足を伸ばし足裏の筋肉が伸びるのを感じたら息を吐きながら20〜30秒間キープする。同様にかかとの向きを内側や外側に変えて足を伸ばす。この動作を反対の足も行う。

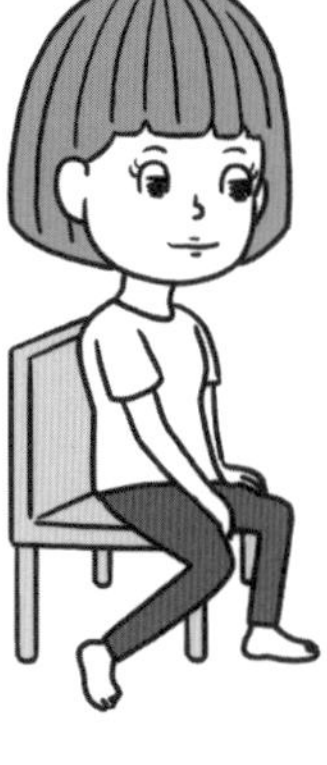

これもオススメ

座りっぱなしリセット

1

両足をそろえてイスに座り、背筋を伸ばして肩の力を抜きリラックスする。

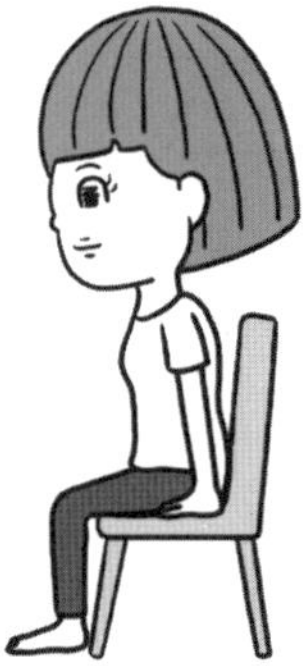

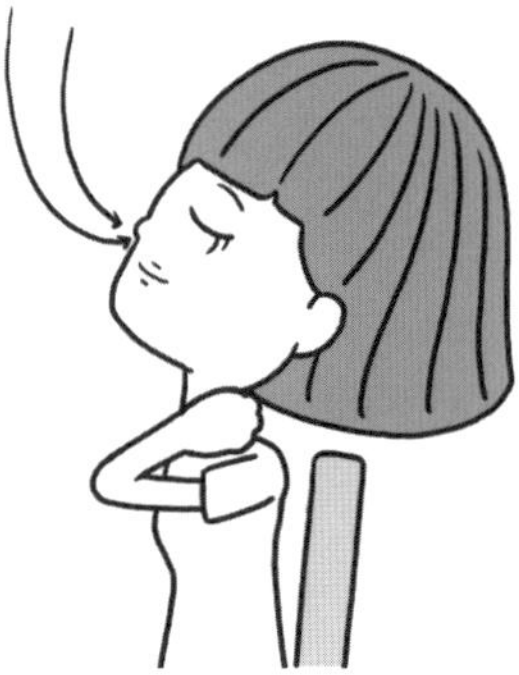

2

首と頭のつけ根あたりに両手の指の腹を押し込み、息を吸いながらあごを上げる。

3

指は首に押し込んだまま息を吐きながら首を前に倒す。この動作をゆっくり10回くり返す。

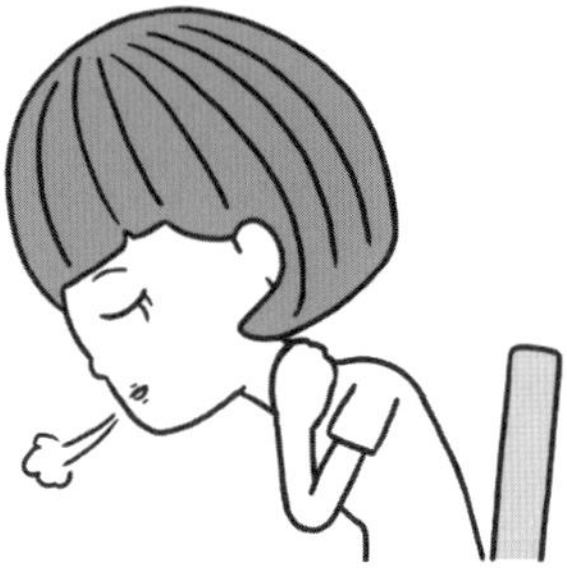

運動 10

毎日のNEATざんまいで太りにくい生活習慣が身につく

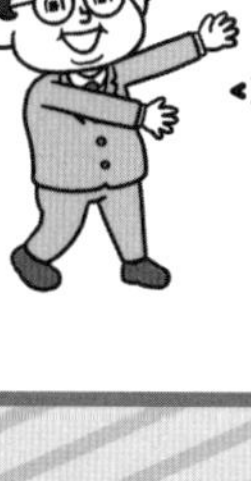

運動による健康実感は
なかなか感じられませんが
家がきれいになる、片づくなどは、
ストレス解消効果も得られます。

NEAT目線で日常生活のエネルギー消費を増大

健康作りに適度な運動は欠かせないものですが、運動が苦手な人にとって、日常的に運動を続けるのは気が重いことかもしれません。そこで、「NEAT」です。**NEATとはNon-Exercise Activity Thermogenesisの略称で、非運動活動によるエネルギー消費を意味します。**

心拍や呼吸、体温の維持など人が生きていくために必要な最小限のエネルギー消費を基礎代謝といい、1日に消費する総エネルギーの約6割をも占めています。残りの約1割が食物の消化と栄養吸収、約3割が身体活動に関わるエネルギー消費です。この身体活動には、運動と運動以外の活動があります。運動以外の活動とは、**仕事や通勤、家事、育児など日常生活のなかで行っている活動のこと。これらの非運動活動によって消費されるエネルギーがNEAT**なのです。

肥満は運動よりも非運動活動のエネルギー消費、つまりNEATのほうが大きく関わっていることがわかっています。NEATの占める割合は身体活動のなんと約8割。特別な運動をしなくても日常生活を送るうえで意識してNEATを増やすことで、身体活動による代謝が上がり、太りにくい体を手に入れることができるのです。

やってみよう!

NEATを増やす生活習慣

NEATを増やすには、日常生活のちょっとした行動を意識して変えるだけ。
いずれも今この瞬間からできることばかりなので、
始めない手はありません。

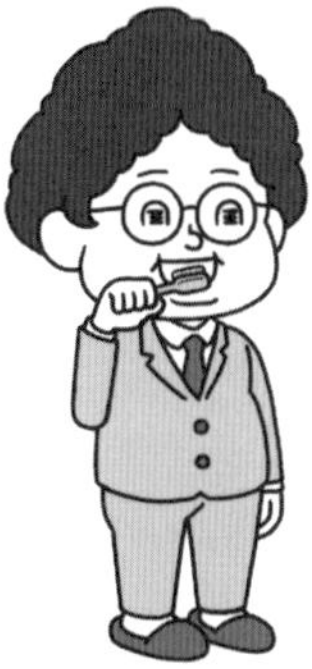

歯を磨くときは背筋を伸ばす

背筋を伸ばすことで体幹が強くなり、血流や新陳代謝もよくなる。歯を磨きながら、かかと落としをするのもオススメ。

電車では座らない

座っているとほぼエネルギーを消費しないため、肥満になりやすい。席が空いていても座らずに立つことを心がけて。

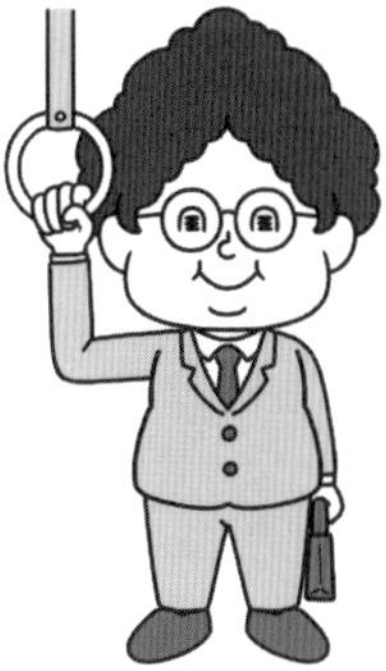

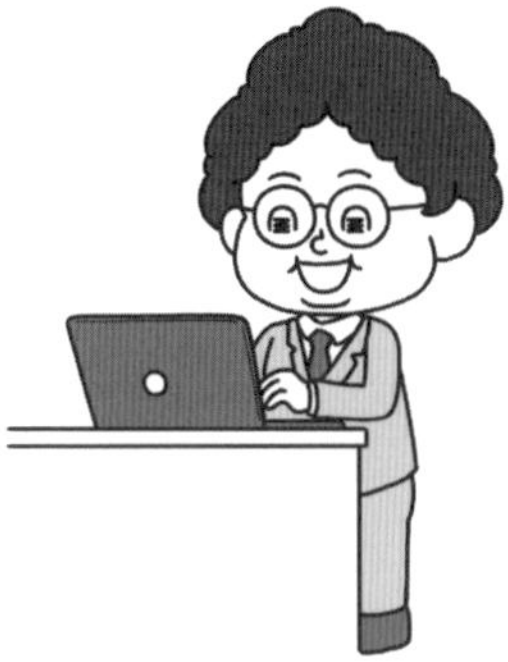

パソコン作業は立ってやる

リモートワークが増えている今、立ってパソコン作業をするチャンス！　机に台を置くなど高さを調整して仕事をしてみよう。

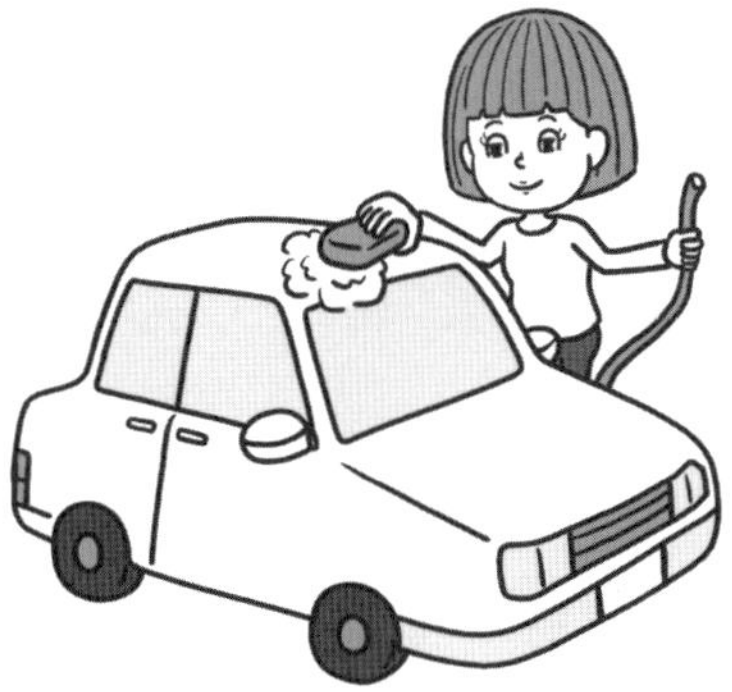

自分で洗車をする

車を洗うときに大きく腕を動かしウエストをひねるように意識すれば、二の腕とウエストの引き締め効果が得られる。

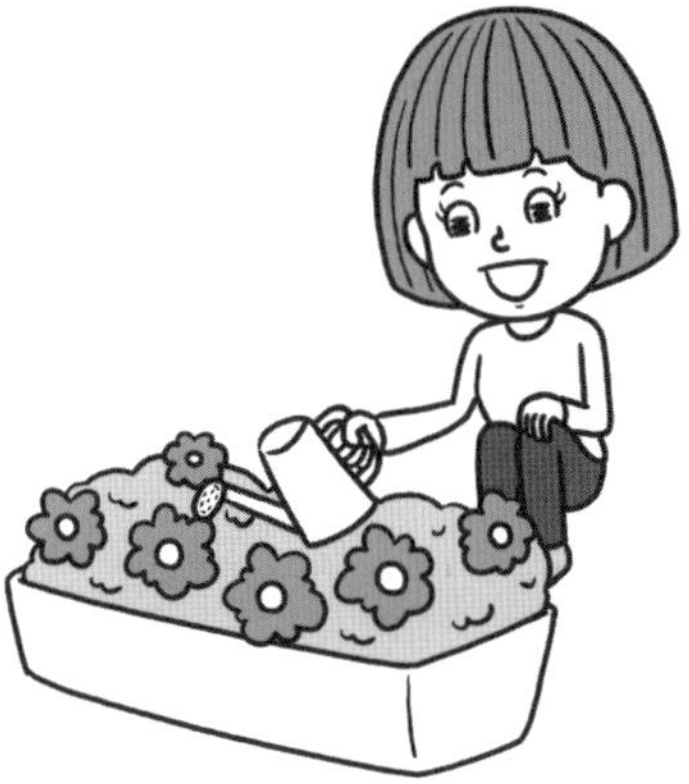

ガーデニングをする

立つ、しゃがむをくり返すため、自然とスクワットに。太ももとふくらはぎが鍛えられ、血流も改善される。

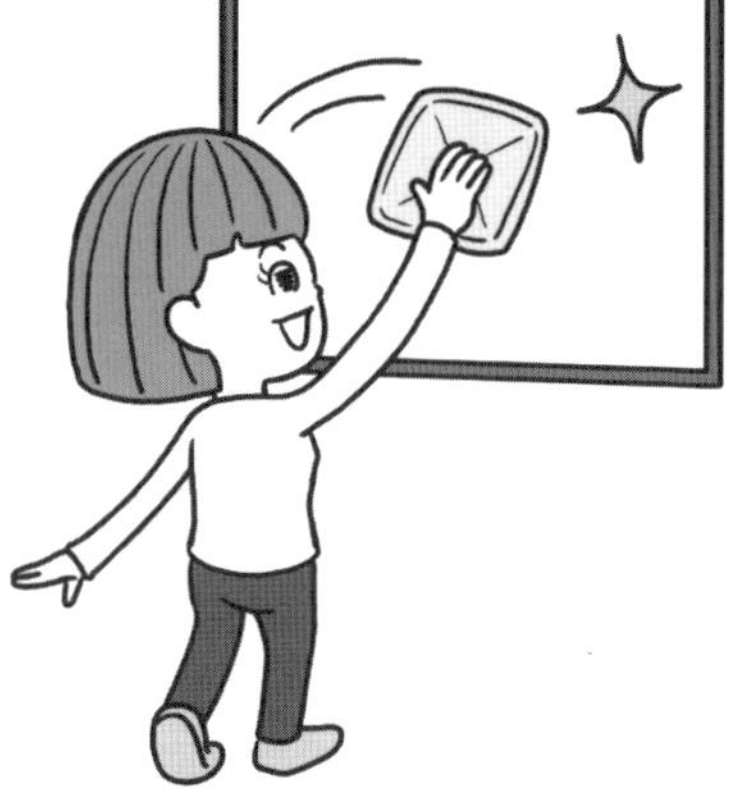

窓拭きをする

しっかり腕を伸ばして拭くと背中と脇腹の運動に。高いところを拭くときは、つま先立ちで行うとふくらはぎが引き締まる。

私の体験談2

ストレスとお酒の負のスパイラルを1杯目のノンアルコールで断ち切る

S.Iさん　65歳　会社員

ストレス解消の晩酌でみるみる体重が増加

仕事のストレスで気づけばお酒の量が増えており、体重も増加。妻に一度検査した方がいいと言われ、先生のクリニックを受診しました。先生の指導のもと、空腹での最初のビールをやめてノンアルコールに変え、毎朝のジョギングを習慣にしたところ、自然とお酒の量が減り、寝つきもよくなりました。ヘモグロビンA1c値もほぼ正常値にまで下がり、今の生活を維持したいと思います。

ヘモグロビンA1c値の変化

2020年8月16日　**7.7**％ → 2020年11月27日　**6.4**％

ズボラドクターのカルテ

セロトニンが分泌され痩せ体質に改善！

ストレスから深酒をしてしまい、それによって睡眠の質が低下するという負のスパイラルは、糖尿病の患者さんによく見られます。毎朝のジョギングがこれを断ち切るきっかけになりました。太陽の光を浴びるとセロトニンも分泌されるのでとてもいいですね。

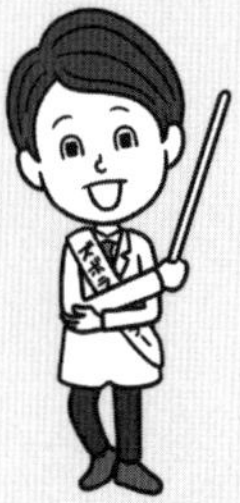

ZUBORA

第4章

ズボラな人でもラクラク

血糖値が下がる生活習慣

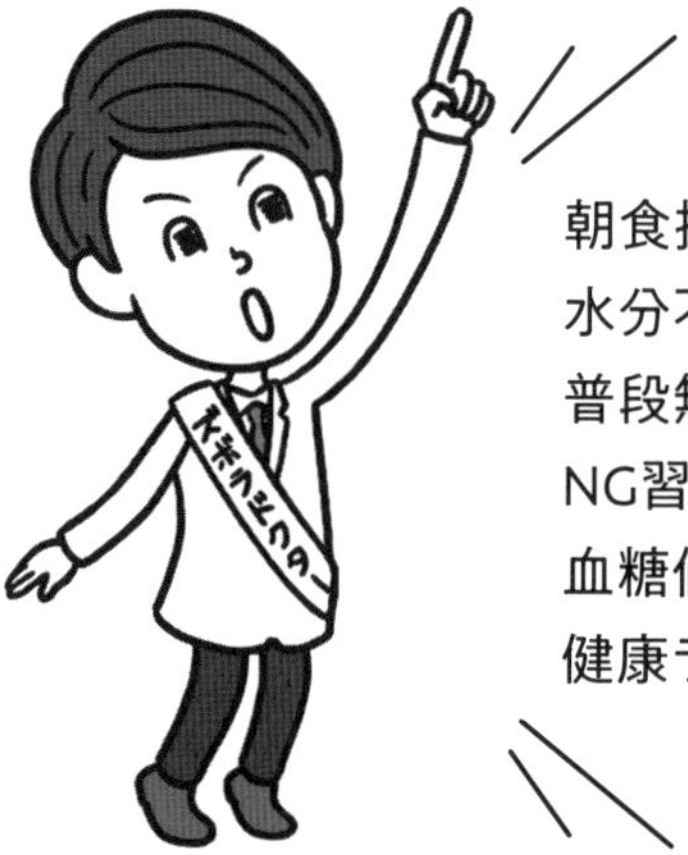

朝食抜き、短時間睡眠、
水分不足にやけ酒など……。
普段無意識に行っている
NG習慣を今こそ見直し
血糖値が上がらない
健康ライフを手に入れましょう！

ZUBORA

生活習慣 1

スマホのアラーム管理で習慣を変えて**体内時計**をリセットする

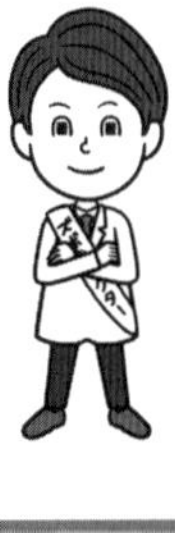

体内時計は自然とずれてしまうもの。
アラームで区切る生活に
シフトしましょう！

ズボラ時計の強制リスタートで生活のメリハリ化

健康的な体のリズムを手に入れるには、体内環境を整え規則正しい体内時計を機能させることが大切です。人間の体は一定の周期で体内の環境を整え、リセットとリスタートをくり返して体のリズムを保っています。たとえば、朝日を浴びると目が覚めて、夜暗くなると眠くなるのも体内時計が働いているため。しかし**体内時計は24～25時間周期なので、体内時計だけに従っていると毎日1時間ほど遅れてしまいます。**ただでさえ現代人は不規則な生活や夜型の生活を送りがちで毎日同じリズムで生活することが難しく、体内リズムが崩れてしまいがちなので、意識的にリズムを整えることが必要です。

そこで、ぜひ取り入れてほしいのが私も実践しているアラーム健康法。「起きる」、「寝る」といった時間はもちろん、「30分だけ集中して業務をこなす」「15分だけ休憩をする」といったようにアラームをセットして時間を区切り、生活にメリハリをつけていきます。自然と物事に集中ができ、体のリズムを一定に保てるので体内時計が正常に機能しやすくなります。コツとしては、「活動」と「休憩」で細かく時間を区切ってアラームをセットすること。外ではサイレントモードや通知機能なども利用してうまく取り入れてみましょう。

やってみよう!

アラーム健康法

起床、水を飲む、食事の時間……。細かくアラームを設定して
規則正しい生活を目指して。
体内時計が整うと血糖値も安定してくるでしょう。

7:00
朝日を浴びる

アラームで起きたらカーテンを開けて日差しを浴びましょう。セロトニンが分泌され、目覚めがシャキッとします。

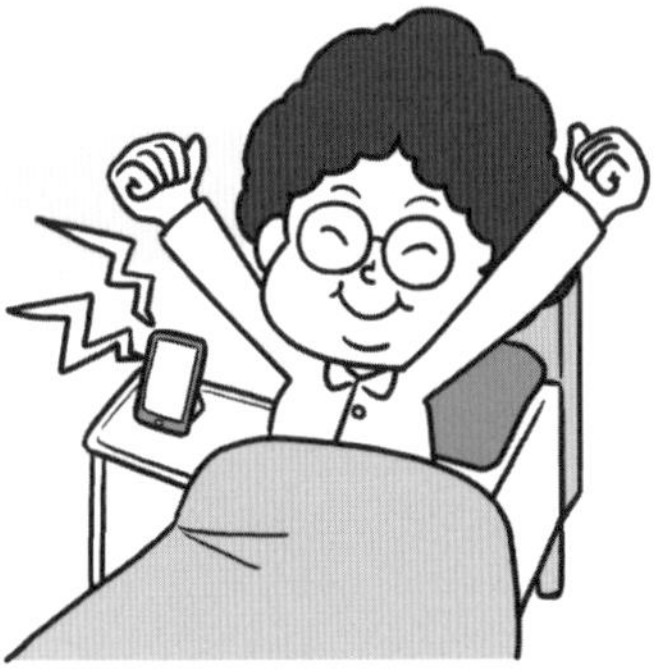

7:10
コップ1杯の水を飲む

日中は忙しいと水分補給をするタイミングを逃しがち。90分おきにタイマーを鳴らして適度に水分補給を。

7:20
5分朝散歩をする

朝に少しの運動を取り入れると1日のパフォーマンスがアップ。習慣的に行えばカロリーを消費しやすくなります。

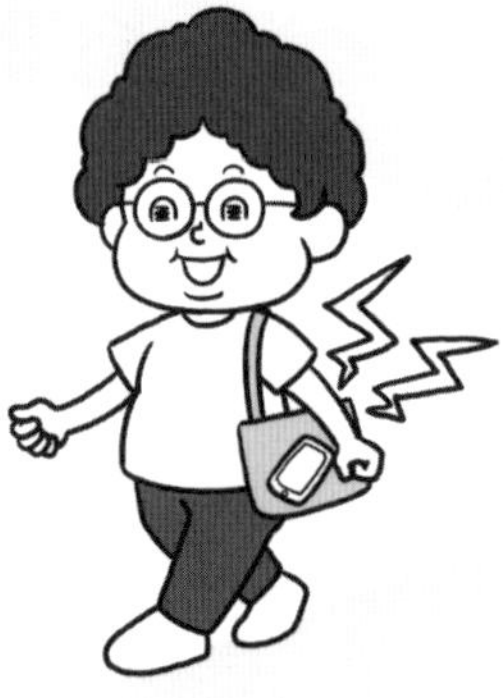

7:30
朝食を摂る

ながら食べをしないようにタイマーをセット! セロトニンの材料となる牛乳を摂ると、夜メラトニンに変換され良質な睡眠がとれます。

14:00
昼寝をする

仮眠をとれる環境であれば、午後に20分ほどの睡眠を。寝不足を解消し、脳をリセットできるので午後の仕事もスムーズに！

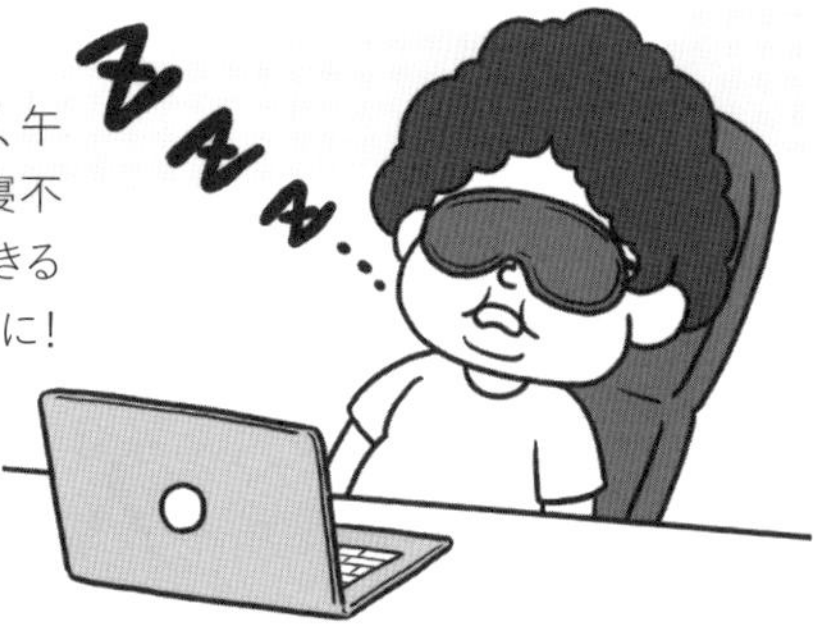

15:00
おやつ

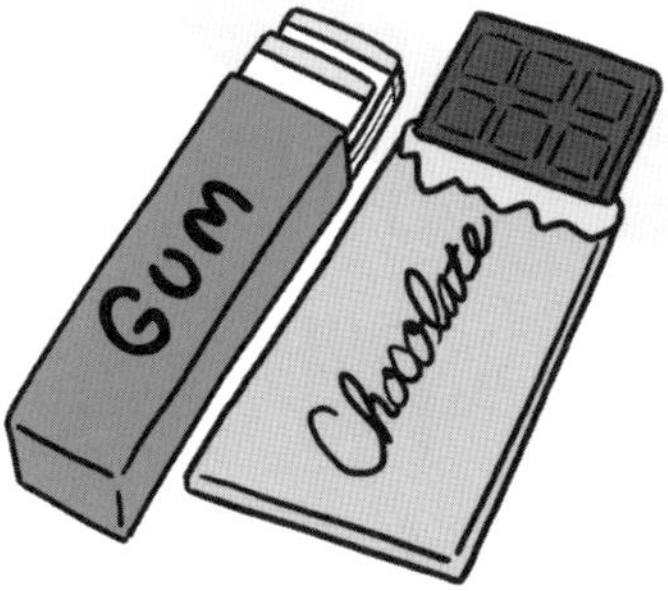

血糖値の上昇を抑えやすくするガムを噛んだり、低糖質なブラックチョコレートなどを食べて小腹を満たそう。

20:00
入浴

帰宅後就寝の2～3時間前には入浴を済ませます。シャワーだけでなく15～20分を目安にアラームをセットし、お湯にも浸かって。

23:00
就寝

遅くとも日付が変わる前には寝床へ。しっかり眠ると翌朝のセロトニンを増やすことができ、生活リズムが整います。

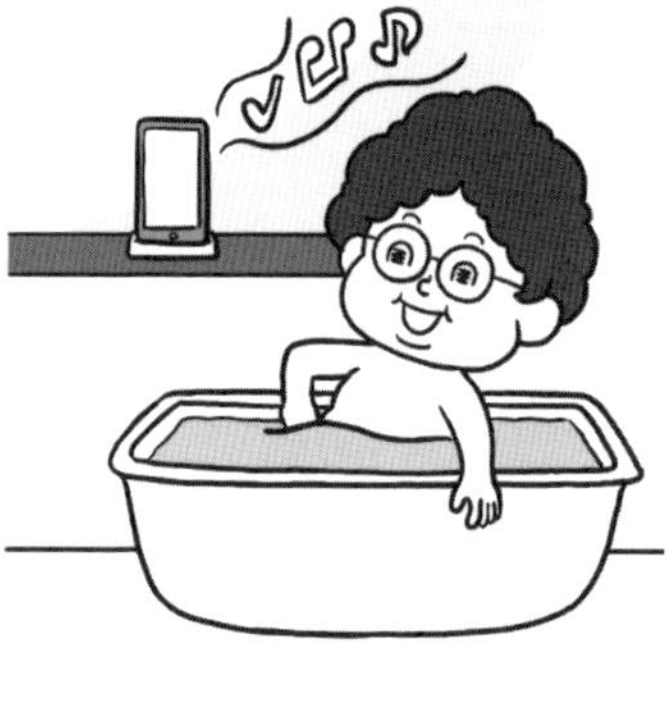

ZUBORA

生活習慣 2

歯磨き時間は 筋トレタイム 念入りな歯磨きが 血糖値を下げるカギ

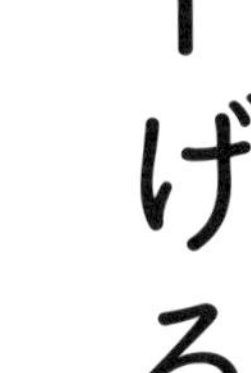

歯茎や舌など
血管がたくさん集まっている
口内環境の衛生は
健康にも影響します。

歯磨き時間もながら運動のチャンスがいっぱい

口内衛生が血糖値に影響するというのをご存知でしょうか？　とくに気をつけたいのは歯周病です。**歯周病になると、血糖をコントロールしているインスリンの働きが弱まり、血糖値が下がりにくくなることがわかってきました。**これは、口内の歯周病菌が歯茎の血管から侵入して全身を巡り、インスリンの働きを悪くしているから。歯周病予防には丁寧な歯磨きの他、舌磨きも効果的。軽度の歯周病でも血糖値は下がりにくくなるとされていますので、定期的に歯科検診を受けましょう。もし歯周病が原因で血糖値が下がりにくくなっているのであれば、歯科治療で高血糖が改善する可能性もあります。

また、毎日歯磨きをする際にひと工夫するだけで、血糖値を下げるちょっとしたトレーニングにもなります。**背筋をピンと伸ばして姿勢を正し、しっかり磨く**のがポイント。これだけで、何も意識しないで歯を磨くよりも多くのエネルギーを消費することができます。その他、磨いている間のスクワット、かかとを上げ下げするトレーニングも効果的。毎日少しずつの運動でも、塵も積もれば山となるので、歯磨き中のトレーニングを習慣化して、血糖値が上がるのを防ぎましょう。

ZUBORA

生活習慣 3

今までのごはんから たったひと口 減らすだけの 確実な糖質削減

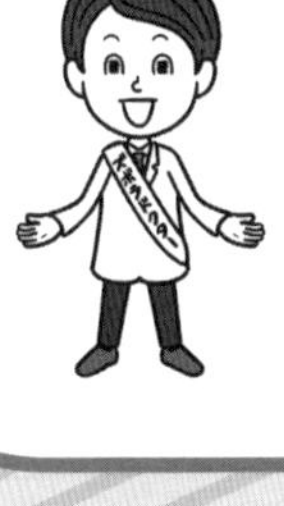

ごはんや麺、パンなどの炭水化物はブドウ糖の原料のようなもの。ひと口の省エネがエコな体を作ります。

ごはんひと口、食事総量10％減で3％減量を目指す

血糖値を下げるには今の体重から3％落とすのがよいとされています。体重80kgの人なら2.4kg、70kgなら2.1kg落とすだけで血糖が減る効果が期待できるのです。とはいえ、運動や食事制限によるダイエットは大変そうだし抵抗がある……という人も多いかと思います。

そこで、今すぐにできて血糖値を下げるのに効果的な習慣があります。それは、ごはんを食べる際に大きめのひと口分（約50g）を減らすこと。たったひと口食べる量を少なくするだけで体重が減らせるなら、すぐにできそうな気がしませんか？

慣れてきたら糖質が多めなじゃがいもなどのおかずやお菓子などをひと口減らしてみてもよいかもしれません。ひと口減らしても満腹感があるようになったら、次からはふた口減らしてみましょう。

自炊の際は、食材を買う量と一度に使う量を減らすのも効果的です。血糖値がなかなか下がらない、または体重が減らない人の中には余計なものを買いすぎる、食事をたくさん作りすぎるという人もいます。一度、**普段の自炊の様子を見直してみて、いつもの食事より1割減を心がけて**みてはいかがでしょうか。

体重3%減量のためのプラス健康法

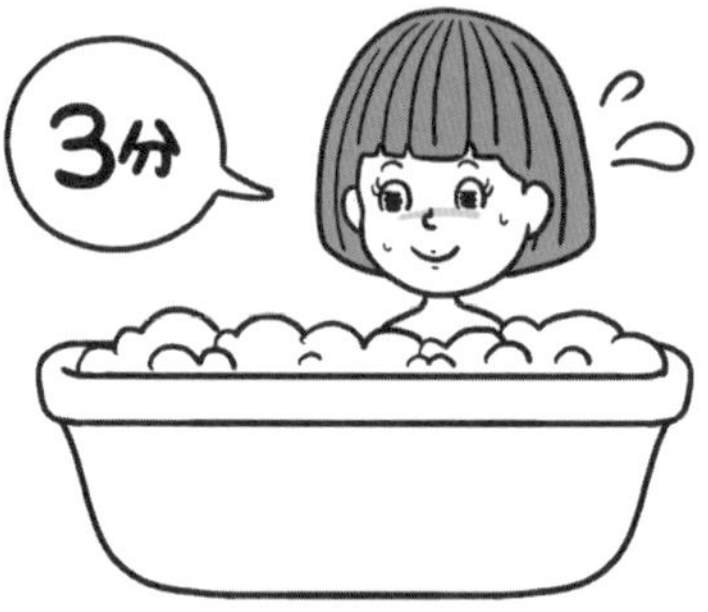

高温反復入浴をして汗を流す

40〜42°Cのお湯に「3分浸かったら5分湯船から出る」を3回くり返します。血行が促進され、カロリーも消費！

おやつにナッツ類を摂る

小腹が空いたらガマンをするよりナッツ類などの加工されていない食材を。食事と食事の時間が短い方が太りません。

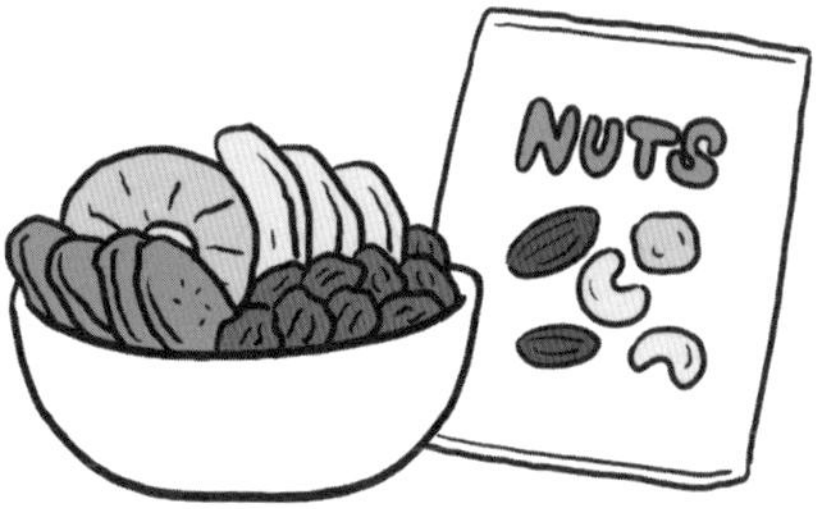

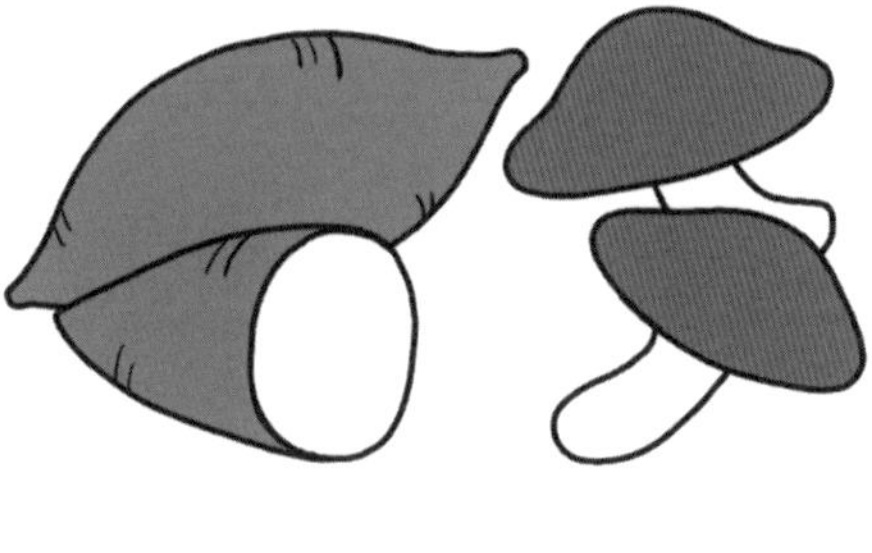

きのこやさつまいもを積極的に食べる

食物繊維が豊富なきのこやさつまいもは腸内環境を整えやすくします。さつまいもは糖質の吸収も抑えてくれます。

私の体験談3

食生活の乱れを補う、歩く生活改善で血糖値の高止まりを下降へ転換

Y.Kさん　55歳　経営者

健康診断をきっかけに生活習慣の改善に目覚める

人づき合いのための飲み会が多く、食生活が乱れがちであることは自覚していたのですが、多忙を言い訳に運動できずにいました。しかし、会社の健康診断で高血圧と高血糖を指摘されたことをきっかけに、自分の行動を見直すように。通勤時間を使ってキビキビ歩いたり、最近足が遠のいていた趣味の登山を再開して休日は山登りをするようにしたところ、血糖値が改善してきました。

ヘモグロビンA1c値の変化

2018年11月5日　**10.3**%　→　2021年2月9日　**6.4**%

ズボラドクターのカルテ

趣味の運動習慣が血糖値ダウンのカギに

運動はイヤイヤ行うと続きませんが、趣味と体質改善を兼ねて運動できたことが、血糖値を下げることに成功した大きな理由でしょう。飲み会はつまみに気をつけ、飲み会がない日はお酒を減らすのがベターです。

ZUBORA

生活習慣4

睡眠不足で肥満まっしぐら！最低7時間は確保すべし

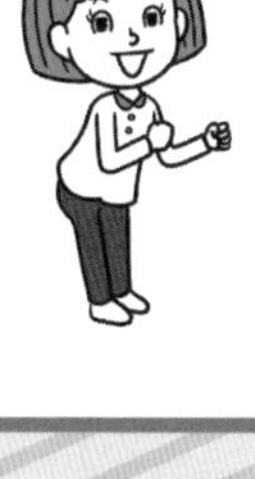

仕事の忙しさや不規則な生活で
毎日は難しい場合、
まずは週末だけのプレミアム睡眠の
確保からチャレンジしてみましょう。

最低7時間の睡眠が過食を抑え血糖値を整える

食生活や運動に気をつけているのに高血糖のままで変化があまり感じられない人は、睡眠不足の可能性があります。睡眠は最低でも7時間は確保しましょう。**睡眠不足になると空腹ホルモンのグレリンが増加して満腹ホルモンのレプチンが減少するため過食しがちに**なり、太りやすくなってしまいます。また、細胞の修復や新陳代謝を促す成長ホルモンは寝入ってから2〜3時間で分泌のピークを迎えます。たっぷりと睡眠をとり、成長ホルモンの分泌が高まることで太りにくい体が作られ、血糖値を正常に保ちやすくなるのです。

ただし、睡眠時間を確保しても質のよい睡眠がとれていなければ効果は半減。そこで入眠前に気をつけておきたいのがスマートフォンと入浴時間です。**寝る前にスマートフォンから出るブルーライトを浴びると脳が昼間と勘違いし、睡眠に悪影響を及ぼします。**21時以降のスマートフォンの操作は避けましょう。また、入浴は寝る2〜3時間前に済ませておくことでスムーズな入眠を導きます。寝るときは仰向けよりも横向きのほうが胃に負担がかかりにくく、食べ物を消化しやすくなります。腰痛の緩和やいびきの軽減効果なども期待できるので試してみてください。

真っ暗よりも薄明かりで寝て、自然光で起きる

7時間睡眠が難しい場合はトータルで7時間になるよう、20〜30分の仮眠をとるのも効果的です。寝すぎると夜に寝つきが悪くなってしまうので、仮眠は20〜30分にとどめてください。**「7〜8時間の睡眠時間がとれている人がもっとも心臓病になりにくい」、「睡眠時間が7時間より長すぎても死亡リスクが上がる」などのデータもあることから体に一番いいとされる1日の睡眠時間は7時間**なのです。

また、目覚めのよい朝を迎えるには厚いカーテンを半開きにして、レースカーテンを見せて、眠るのがコツ。レースカーテンごしに差し込む自然光を浴びることで、脳内でセロトニンが分泌されやすくなり、自然と脳が覚醒します。セロトニンが十分に分泌されるとスッキリと目覚めることができ、気分も上向きになりやすいので朝の貴重な時間を有効に使えるようになります。部屋の電気は、真っ暗よりはほんのり明るいくらいにして寝たほうが自律神経も整いやすくなります。明るいと睡眠の質を妨げるのでは？と感じる人もいるかもしれませんが、豆電球くらいの明るさがあったほうが人は本能的に安心し、よく眠れるのです。

睡眠の質をトータルでグレードアップ!

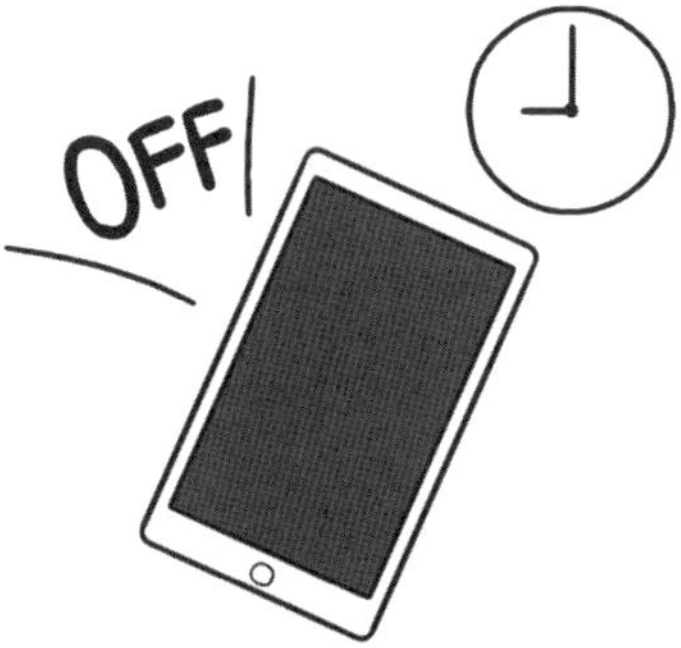

21時以降のスマホは禁止!

入眠を妨げないようにスマホはOFF。ブルーライトは安眠に導くためのセロトニンの分泌を妨げます。できればスマートフォンは寝室に持ち込まないようにしましょう。

豆電球やレースカーテンで部屋作りをする

就寝時の部屋の明るさは薄暗いくらいがベスト。厚いカーテンを半開きにしてレースカーテンごしに自然光が差し込むようにすると目覚めもスッキリ。

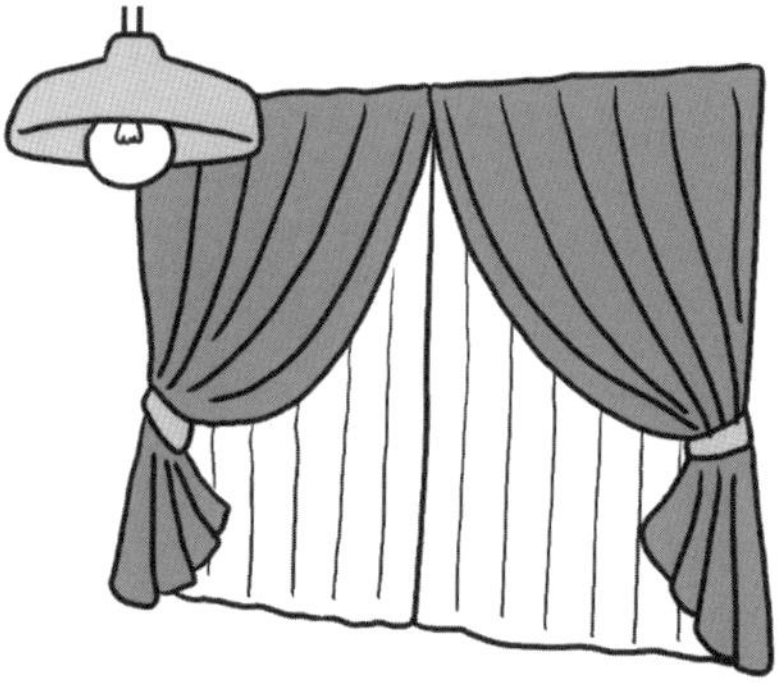

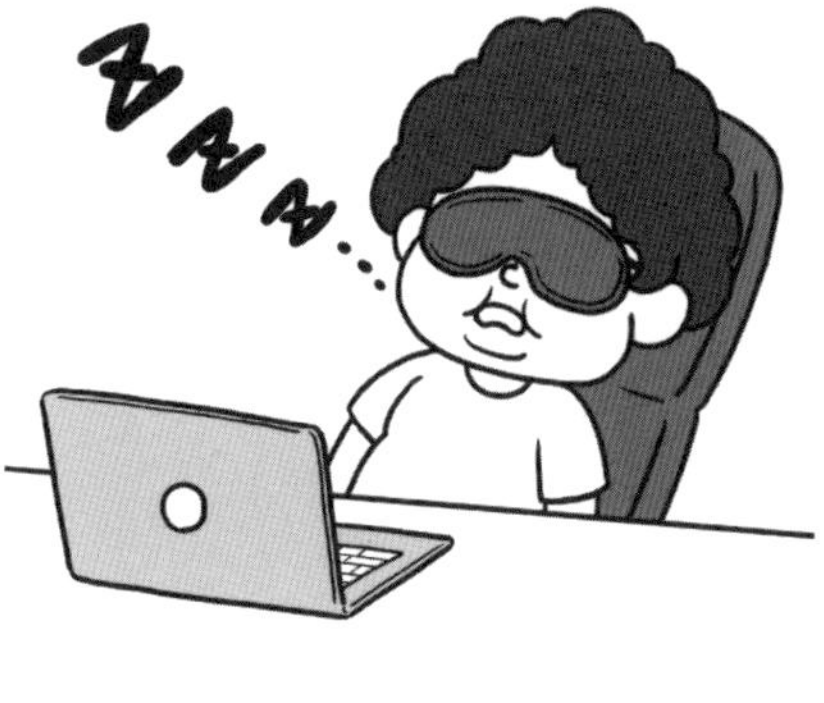

仮眠をうまく取り入れる

夜にまとめて十分な睡眠時間を確保できない人は、昼の休憩時間をうまく使って仮眠をとり、睡眠不足を解消しましょう。目を閉じるだけでも脳がリラックスできます。

ZUBORA

生活習慣 5

「そわかの法則」で血糖値が整う生活習慣が自然と身につく

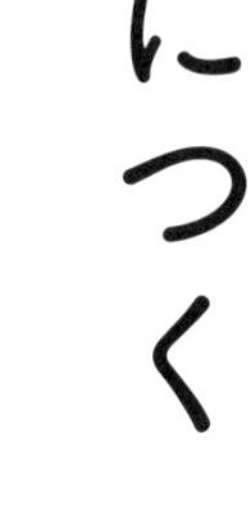

見えない体の中を整えることを
意識し続けるのは難しいですが
目に見える周囲を整えることで
心身にもよい影響が期待できます。

目に見える、手が届くことの改善に健康効果あり

ストレスを溜めず、日々の生活を送るために大切にしたいのがそわかの法則です。**そわかとは「掃除」「笑い」「感謝」の頭文字のこと。自分の身の回りの環境を整え、笑顔を絶やさず、人に対して日々感謝の気持ちを忘れないこと**です。これらを意識している人は自然とポジティブなエネルギーを発し、前向きな気持ちで過ごすことができます。日々をポジティブに過ごすことは、心身ともに健康でいるためにとても重要です。また、そわかの法則と併せて取り入れたいのが「整理」「整頓」「掃除」の3S。とくにコロナ禍で在宅ワークを行っている人には、ぜひこの3Sを意識して過ごしていただきたいです。私も実践していますが、環境が整うことで毎日を気持ちよく過ごせますし、運動量や在宅ワークの効率もぐんとアップするはず。業務の合間の気分転換に3Sを取り入れるのもいいですね。落ち込んだりネガティブなことを考えたりしてしまうときこそ実践してみましょう。

気持ちが整い心がおだやかになると、「ながら食べ」やドカ食いなどストレスからくる暴飲暴食も防ぐことができます。結果的にそわかの法則と3Sを実践すると、血糖値も下がり自然とダイエット効果も期待できるのです。

ZUBORA

生活習慣 6

プチ「糖質断食」ですい臓の働き方改革

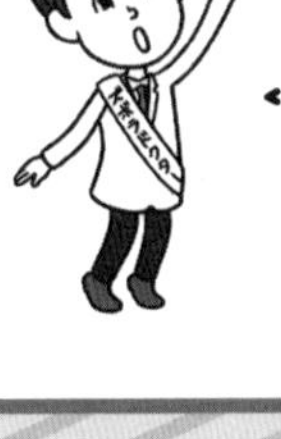

ズボラさんの大好きな糖質を
「減らす」ことが難しいなら
断食で「なくす」のも手です。
1食、1日、2日へと挑戦！

おいしい糖質を1食ガマンし、すい臓に感謝

食事の量を減らすのに抵抗がある人にオススメなのが軽い糖質断食です。慶應義塾大学・伊藤裕教授の研究チームが行った「断食がもたらす体の変化」の実験によると、断食をくり返したマウスは断食をしなかったマウスに比べて13％も体重の増加が抑えられたことがわかっています。さらに、その後も3ヵ月以上も断食の体質改善効果が続いたそうです。

糖質を摂るとインスリンが分泌されますが、これが続くと、すい臓が酷使されて、機能の低下を招いてしまうことがあります。ときに米や麺類を減らし、**糖質をカットしてインスリンの分泌を抑えることですい臓を休ませると、減量や血糖のコントロールもしやすくなります。** 痩せ体質を手に入れるためには、積極的にすい臓を休ませてあげましょう。

プチ断食は体調のよいときに「1日だけ」、「夜だけ」糖質をカットするなど軽いものでOK。1日から始めてみて不調がなければ2日程度続けてもいいでしょう。断食後の食事は体に吸収されやすいので、高糖質の食品や消化に悪いものをいきなり食べるのは避け、汁物やおかゆなど、体に優しく消化しやすいものから徐々に食べ始めます。

ZUBORA

生活習慣 7

毎朝のオンライン ラジオ体操で ストレスフリーな 暮らしを手に入れる

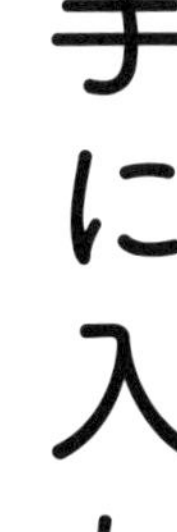

オンラインで仲間と行えば
在宅ワークのストレス解消に！

ラジオ体操第1・第2は優れた運動レシピ

コロナ禍の環境の変化から、これまで以上にストレスを抱えている人も多いのではないでしょうか。人と接する機会が減って気持ちが塞ぎがちになったり、ストレスを抱えやすくなっているときこそ、オンラインのラジオ体操がオススメです。オンラインで行えば生活にメリハリもつきやすくなり、仕事以外の人と接する習慣もつきます。

ストレスによって幸せホルモンのセロトニンが不足してくると、うつのような症状が見られることがあります。**ラジオ体操のようなリズミカルな運動はセロトニンの分泌にとても効果的。**ポイントは第1・第2体操を続けてやること、意識的にキビキビと体を動かすこと、朝日を浴びながら行うことの3つです。とくに、第1・第2体操を続けてやるのは、速いペースでウォーキングをするのと同等の効果が期待できるとされています。朝に軽い運動を取り入れてセロトニンの分泌を促すことで、朝時間を有意義に過ごせるうえに脳が活性化し、1日のパフォーマンスがアップするのも嬉しいですね。最近イライラしやすい、気持ちが落ち込みやすい、ストレスで過食してしまうと感じる人は、さっそくオンラインラジオ体操を始めてみましょう。

ZUBORA

生活習慣 8

「自分を褒める」のは最強の健康法！

人と比べず自分らしさを大切に

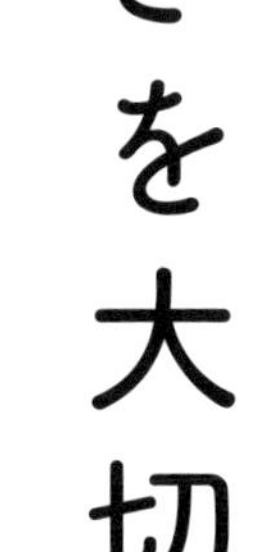

ズボラさんは意外とストレスに弱く
人の評価に左右されがちです。
左右にブレず上下で調整してみましょう！

相手があってのストレスは自己評価で自己防衛

人間関係のストレスは、暴飲暴食の原因になるばかりか、セロトニンの分泌量が低下して、太りやすい体質になってしまうので気をつけたいものです。

ストレスを感じやすい人は、相手の立場にとらわれすぎるという特徴があります。地位や年収などを比べて自分よりも上か下かとランクづけするクセがついてしまうと、自分も相手からランクづけされているように感じ、余計なストレスを抱えやすくなってしまいます。また、目上の人と接する際に変にへりくだったり、逆に後輩だからと偉そうにしたりするのも避けたいですね。マウンティングは必ず自分に返ってきます。**自分を疲れさせるだけのランクづけはやめて、自分らしさを大切にしましょう。**

また、ついランクづけするクセがある人は、自己評価が高すぎるのかもしれません。そうした人は、過剰に自分に厳しくする必要はありませんが、自己評価を少しだけ下げてみるのもコツです。反対に自己評価が低い人は、どんな小さなことからでもよいので、自分自身を一生懸命褒めてあげてください。自分を褒めてあげると自己肯定感が高まり、心身ともに健康に過ごせるようになります。

ZUBORA

生活習慣 9

壮大な目標より小さな目標
日々の達成感でドーパミンを活性化

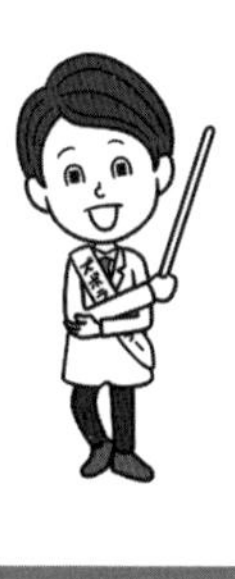

何をしても新鮮で達成感に満ちたズボラさんに最適な意識改革です。

遠くのゴールを見ずに足元の一歩を細かく楽しむ

ドーパミンは達成感や快感、感動などをもたらしてくれる「やる気ホルモン」です。このホルモンが分泌されると、高いモチベーションを維持することができるので、第2～3章で紹介した食習慣や運動習慣が継続しやすくなり、結果として血糖値を下げることにつながるかもしれません。

ドーパミンは目標を達成してわくわくしたりどきどきしたりしているときに分泌されます。そのため、いつも前向きな気持ちでいるためには「少し難しいけれど達成できる範囲の小さな目標」をたくさん立てることが重要です。マンネリ化してしまってダラダラ行っているような目標や、いきなり壮大な目標を立てたりしても分泌されないので、細かく新たな目標を設定するといいでしょう。

頑張りたいことがあるときは達成感を得やすい細かな目標設定にし、何かひとつ達成するごとに自分を褒めてあげましょう。そうすることでより効果が得やすくなります。さらにいつもと違う色の服を選んでみる、違うお店に入ってみるなど、1日の中で自分がわくわくできることをひとつでも取り入れてみると、より幸せな気持ちで過ごせるはずです。

生活習慣 10

感情ホルモン不足に要注意
寂しいときは観葉植物を眺める

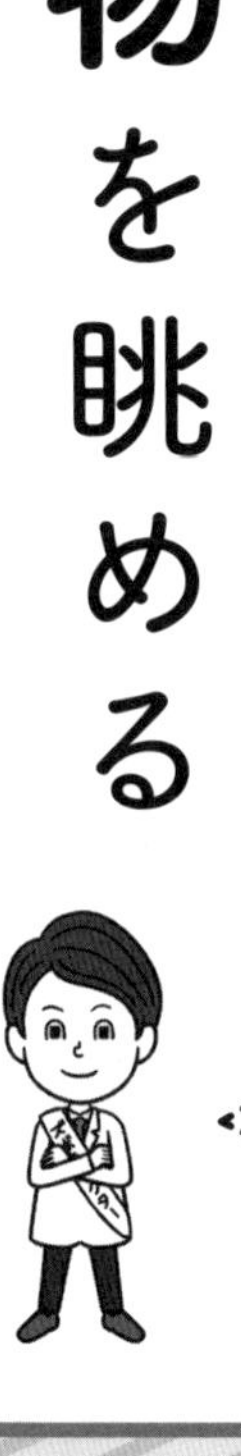

愛情や好意によるホルモンは
植物やペットを対象にしても
分泌されます。

やる気＋（愛情×幸せ）のホルモン公式を高める

人が幸せを感じるホルモンの種類は、これまでに紹介したやる気ホルモンのドーパミン、幸せホルモンのセロトニン、そして愛情ホルモンのオキシトシンの3つです。恋の始まりに感じやすいわくわくどきどき感はドーパミンによるものですが、恋人同士が安定した関係を築いていくためにはセロトニンとオキシトシンの分泌が必要になってきます。

オキシトシンはセロトニンに比べるとあまり知られていませんが、肌のターンオーバー（新陳代謝）を高めて美肌を作ったり、脂肪を燃焼する効果もあることがわかってきているので、ぜひ積極的に増やしたいものです。

オキシトシンは見つめ合う、キスやハグをするなどの人間同士のスキンシップにより分泌され、大切な人を「守ってあげよう」という気持ちがわくのも特徴です。人でなくても、たとえば植物を愛でたり、ペットとふれあったりすることでも十分分泌されます。最近疲れているな、心が寂しいなと感じる人は部屋に観葉植物を置いてお世話をしたり話しかけてみたりするのもいいと思います。また、セロトニンの分泌が増えるとオキシトシンも高まることがわかっています。

「なでる」「なでられる」は究極の健康改善習慣

オキシトシンは手をつなぐ、やさしく触れるなどの軽いコミュニケーションでも分泌されますが、より分泌を高めるために効果的なのがオキシトシンタッチです。タッチケアは実際に医療機関でも治療法として活用されており、痛みや認知症の改善にも効果が認められています。家族や親しい人にオキシトシンタッチをしてオキシトシンを増やしましょう。ホッと気分が安定し、幸福感やストレス軽減などの効果が感じられるはずです。

人はどんなに落ち込んでいたりうまくいかないと感じているようなときでも、人の役に立っていると感じられれば幸せな気持ちでいられるものです。アドラーの心理学でも「他者貢献が幸せの鍵になる」とうたわれています。**オキシトシンタッチを行うときは、「相手を喜ばせてあげたい」「癒やしてあげたい」という気持ちを持ちながら行うとより効果が出やすくなります。**相手にとって自分が役立っていると感じられることでオキシトシンが分泌されやすくなり、自分も幸せを感じられるのです。十分に幸せを感じたら、交代して相手にもなでてもらいましょう。オキシトシンタッチは、なでる人もなでられる人も幸せになれる魔法のスキンシップなのです。

オキシトシンタッチのやり方

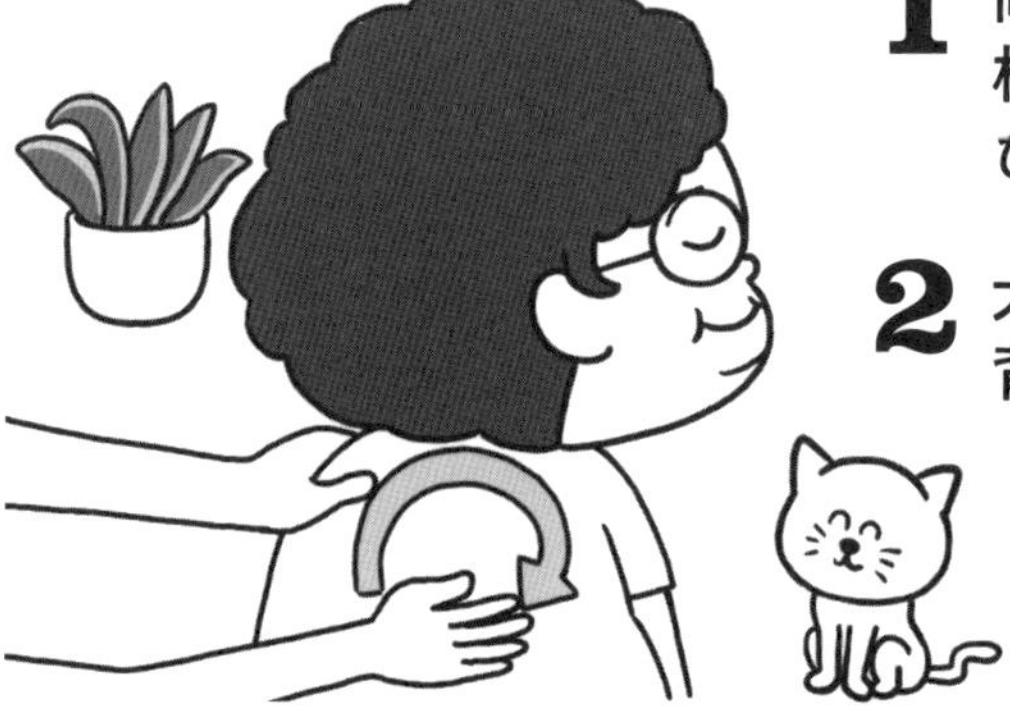

1 両手を開いて
相手の背中に
ぴったりとくっつける。

2 大きく円を描くようにして
背中をさする。

【オキシトシンが分泌されると……】

- 幸せな気分になる
- 脳や気持ちが癒やされリラックスできる
- ストレス軽減
- 不安がなくなる
- 人とつながりたい気持ちが生まれる
- セロトニン（幸せホルモン）も分泌しやすくなる

↓

気持ちが安定して
血糖値が下がりやすくなる！

おわりに

本書を最後までお読みいただき、ありがとうございます。ここまで、「食事」「運動」「生活習慣」の3つの側面から、血糖値が上がりにくい生活のコツをお伝えしてきました。いずれも、忙しい人やズボラさんでも手軽に取り入れることのできる手軽な方法ばかりを集めたので、「これなら自分でもできそう！」と思っていただけたのではないでしょうか？

本書でもお伝えしたとおり、糖尿病は自覚症状がなく静かに進行し、異変が現れたときにはすでに重症となっていることも少なくありません。そしてさらに進行してしまえば、血管がボロボロになり、さまざまな合併症を引き起こして命の危険すらある病気です。

しかし、これほど恐ろしい病気であるにもかかわらず、厚生労働省の調査によると、日本の糖尿病患者は予備軍を合わせると約2000万人。成

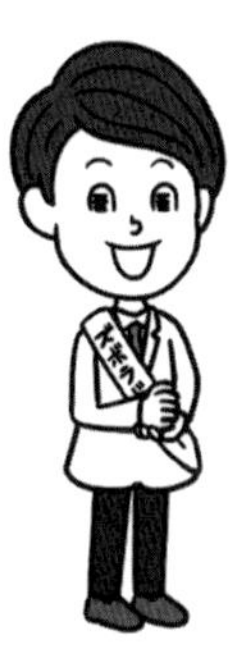

人の5人に1人は糖尿病、もしくは予備軍で、さらにその数は年々上昇傾向にあります。

「自分だけは大丈夫」という根拠のない自信が、今のかけがえのない日常を奪ってしまう危険があるということを今一度真剣に考え、できることからひとつずつ、血糖値を上げる原因となっている悪習慣を改善していきましょう。

大切なのは過度な食事制限でもハードな運動でもなく、普段の生活を少しだけ変えて、血糖値を上がりにくくするための「痩せるスイッチ」をオンにすること。普段の行動をまずはひとつ変えてみる。その一歩があなたの健康を守り、今後の人生を大きく左右することになるはずです。

みなさんが無理なく理想の体型を手に入れて、いつまでも健康で若々しく、ポジティブな毎日を送れますように。本書がその手助けになれば幸いです。

工藤孝文

工藤孝文（くどう たかふみ）

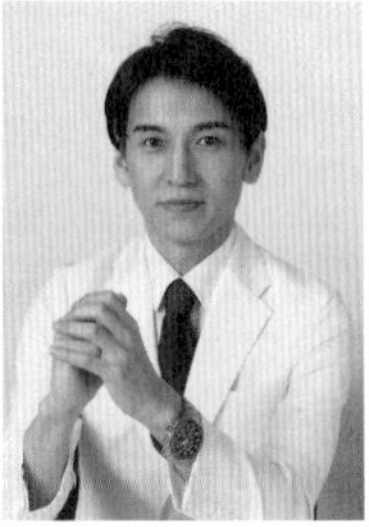

糖尿病内科医・総合医療医。福岡大学医学部卒業後、アイルランド、オーストラリアへ留学。現在は福岡県みやま市の工藤内科で、地域医療を担っている。主な著書は『リバウンドしない血糖値の下げ方』（笠倉出版社）、『やせる出汁』（アスコム）、『疲れない大百科』（ワニブックス）、『高血糖の9割は早歩きだけで治る！』（宝島社）、『はたらくホルモン』（講談社）など多数。NHK「ガッテン!」「あさイチ」、テレビ東京「主治医が見つかる診療所」、フジテレビ「ホンマでっか!? TV」などのテレビ、メディア出演多数。日本内科学会、日本東洋医学会、日本肥満学会、日本糖尿病学会、日本高血圧学会、日本抗加齢医学会、日本女性医学学会、小児慢性疾病指定医。

参考文献　『確実に生活習慣病を防ぐ方法と食事』工藤孝文 工藤あき（辰巳出版）、『血糖値をぐんぐん下げるコツがわかる本』（永岡書店）、『高血糖の9割は早歩きだけで治る!』工藤孝文（宝島社）、『疲れない大百科』工藤孝文（ワニブックス）、『リバウンドしない血糖値の下げ方』工藤孝文（笠倉出版社）、『医師夫婦が実践する　ウイルスに負けない親子の免疫力アップ生活術』工藤孝文 工藤あき（主婦と生活社）、『工藤孝文式神ダイエット』工藤孝文（辰巳出版）、『人生が変わるホルモンコントロール術　はたらくホルモン　朝1杯の牛乳が夜の睡眠を変える』工藤孝文（講談社）、『毎日100gダイエット! 内臓脂肪を減らす食べ方』工藤孝文（日本実業出版社）

本文デザイン　田中俊輔（PAGES）
本文組版　大島歌織
イラスト　オオノマサフミ
編集協力　渡邊雄一郎（グループONES）、上野真依、上村絵美、鈴木理恵子、宮本貴世

ズボラな人でも　血糖値がラクラク下がる！

2021年5月10日　第1刷発行
2024年5月10日　第5刷発行

著者　工藤孝文
発行者　永岡純一
発行所　株式会社永岡書店
〒176-8518 東京都練馬区豊玉上1-7-14
電話　03-3992-5155（代表）
03-3992-7191（編集）
DTP　センターメディア
印刷　精文堂印刷
製本　ヤマナカ製本

ISBN978-4-522-43876-3　C0077